Schriftenreihe Neurologie — Neurology Series

7

Karl-Heinz Puff

Die klinische Elektromyographie in der Differentialdiagnose von Neuro- und Myopathien

Eine Bilanz

Mit 12 Abbildungen

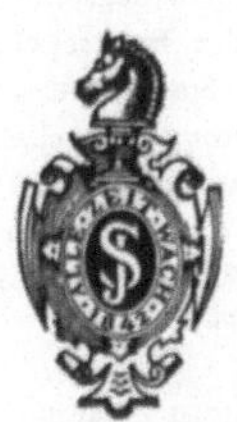

Springer-Verlag Berlin · Heidelberg · New York 1971

Professor Dr. med. KARL-HEINZ PUFF
Leitender Oberarzt der Neurologischen Universitätsklinik und Poliklinik, Hamburg-Eppendorf

ISBN-13: 978-3-642-65258-5   e-ISBN-13: 978-3-642-65257-8
DOI: 10.1007/978-3-642-65257-8

Geleitwort

Elektromyographie, Muskelbiopsie und Enzymstudien haben die Kenntnisse über Krankheiten, welche mit Muskelschwund und/oder Muskelschwäche einhergehen, in einem ungeahnten Maße erweitert. Die Kranken können besser analysiert werden, Konduktoren lassen sich erfassen. Der Klinik wurden zahlreiche neue Probleme aufgegeben.

Das EMG wurde zum unentbehrlichen Hilfsmittel des Klinikers, besonders bei der Analyse der strukturellen — neurogenen oder myogenen — Myopathien; die Bedeutung für die Erforschung der funktionellen Myopathien ist auch nicht gering.

Das EMG läßt sich nur in einem beschränkten Umfang maschinell auswerten. Die Verantwortung des untersuchenden Arztes ist groß. Was BUCHTHAL deutlich ausgesprochen hat, wird jeder bald bemerken, daß man nämlich auch aus gesunden Muskeln Registrierungen erhalten und abbilden kann, die als Zeichen für bestimmte pathologische Veränderungen ausgegeben werden könnten. Deswegen hielt ich es für ratsam, daß einer meiner klinisch besonders erfahrenen Mitarbeiter sich der Mühe unterzog, die Methode beherrschen zu lernen und andere anzuleiten, damit nach einem gewissen Zeitraum berichtet werden könnte, welche Möglichkeiten und Grenzen der klinischen Elektromyographie von uns erfahren worden sind.

Die Studie stützt sich auf mehr als 3000 elektromyographische Einzeluntersuchungen bei etwa 1200 Patienten mit chronischen neuromuskulären Prozessen und Myopathien in einem Zeitabschnitt von 5 Jahren; aus der Literatur ist bisher kein annähernd gleichwertiges Kollektiv einheitlich untersuchter Patienten mit myositischen Myopathien bekannt.

Bei der Bedeutung der klinischen EMG hat sich die Frequenz des Laboratoriums zunehmend gesteigert, mehrere Ärzte müssen die Untersuchungstechnik beherrschen.

Aufgrund unserer langjährigen Erfahrungen mit der klinischen Elektromyographie wird zu Problemen der Ableitetechnik und Befunderhebung, der Interpretation und Dokumentation Stellung genommen; differentialdiagnostische Probleme für die Gruppen der sog. Systematrophien, der Polyneuropathien und der Myopathien werden anhand exemplarischer Fälle diskutiert. Der Wert der Studie liegt darin, daß einerseits die zwischen Arzt und Speziallaboratorium auftauchenden Probleme im einzelnen durchgesprochen werden, daß andererseits aufgrund der Erfahrung *einer* Klinik eine allgemeine Stellungnahme zu einschlägigen Themen der klinischen EMG erfolgt.

In der vorliegenden Studie berichtet ein EMG-Spezialist, aber ein solcher, dessen Schwerpunkt in der allgemeinen Klinik liegt; zahlreiche Diskussionen in Konferenzen und an Krankenbetten sowie die Anleitung heranreifender EMG-Spezialisten haben sein Urteil geschärft. Die Arbeit übernimmt eine m. E. notwendige und fällige Aufgabe; die Bilanz wird den Klinikern von Nutzen sein.

Hamburg, im August 1971   R. Janzen

Inhaltsverzeichnis

---

[1] Zwischenüberschriften sind als Hinweis auf grundsätzliche Diskussion elektromyographischer Befunde an Hand von Erfahrung und Literatur gedacht.
    Diese Teile sind in den einzelnen Abschnitten jeweils durch Einrücken des Textes hervorgehoben.

I. Einführung

Die Elektromyographie * hat sich in den letzten Jahren zu einem wichtigen Hilfsmittel in der Differentialdiagnose muskulärer Störungen entwickelt, seien sie struktureller oder funktioneller Natur; für die Erkennung mancher Prozesse ist sie unentbehrlich.

Die Zeit der ersten Begeisterung über die Erkenntniserweiterung durch diese Methode ist vorbei, die Zeit ist gekommen, für eine Bilanz anhand eines Materials, das *einheitlich* untersucht und beurteilt worden ist, um die Grenzen und Möglichkeiten der „klinischen" EMG epikritisch zu untersuchen und gleichzeitig die noch anstehenden Aufgaben zu beleuchten.

Ableiten, verstärken und aufzeichnen von Muskelaktionspotentialen am Menschen kann man seit mehr als 100 Jahren. Der erste Bericht wird DUBOIS REYMOND im Jahre 1851 zugeschrieben (LICHT). Ein wichtiger Fortschritt war die Einführung koaxialer Hohlnadelelektroden durch ADRIAN u. BRONK im Jahre 1929, die eine Beurteilung der Funktion kleiner Muskelfasergruppen in beliebiger Tiefe ermöglichten. ADRIAN hatte noch 4 Jahre zuvor in seiner Oliver-Sharpex Lecture „Interpretation of the electromyogram" festgestellt, daß das EMG kaum eine Bedeutung für die praktische Medizin erlangen werde, weil mit der Ableitung von Summationspotentialen durch Oberflächenelektroden die Ergebnisse unbefriedigend seien.

Die Bedeutung der Methode für die Klinik haben DENNY-BROWN (1949), KUGELBERG (1953) und LICHT (1956) aufgezeigt. Verbesserungen und Vereinfachungen der Registriergeräte schufen die Voraussetzungen für einen breiten Eingang der Methode in die klinischen Laboratorien. Die von dem Physiologen BUCHTHAL geschaffenen Ausbildungsmöglichkeiten an seinem Institut in Kopenhagen trugen zur Verbreitung der Methode in Europa bei. Die erste umfassende Darstellung der EMG, unter Berücksichtigung der klinischen Belange, in der deutschsprachigen Literatur erfolgte durch ESSLEN u. MAGUN (1958).

Die Voraussetzungen für klinische Routineuntersuchungen sind seit etwa 10 Jahren gegeben.

Da das Einführen und die Verlagerung der koaxialen Nadelelektroden Schmerzen verursacht, muß auf eine routinemäßige allgemeine emg Untersuchung in der Regel verzichtet werden zugunsten von Ableitungen aus denjenigen Muskeln, die für die Beurteilung des Klinikers wichtig sind. Die EMG bedarf daher bei jedem Patienten der gezielten Fragestellung durch den urteilenden Kliniker. Da der Untersuchungsgang geändert werden muß, wenn besondere Befunde dies erfordern, ist die EMG ausschließlich die Tätigkeit eines spezialisierten Arztes.

Zeitaufwand für die einzelne Prüfung und die erforderliche — nicht schnell zu erwerbende — emg Erfahrung des Untersuchers bedingen, daß Publikationen aus Spezialinstituten, mit nur loser Anlehnung an die Klinik, überwiegen. Bereits das „II. International EMG-Meeting" in Kopenhagen 1963 hat die Forderung nach stärkerer Einschaltung der Gesichtspunkte der Kliniker verdeutlicht. Die nachfolgende Studie will dieser Aufgabe dienen.

---

* das EMG = Elektromyogramm, die EMG = Elektromyographie, emg = elektromyographisch.

II. Untersuchungsmaterial

Der Arbeit liegen mehr als *3000 EMG-Untersuchungen* zugrunde. Diese Zahl gewinnt dadurch an Wert, daß die *Beurteilungskriterien einheitlich* sind. Etwa 500 Untersuchungen der Berichtszeit sind von Dr. ZSCHOCKE ausgeführt worden, seinerzeit noch unter Anleitung oder Kontrolle durch den Verfasser.

Die Untersuchungsergebnisse stammen von 2134 Patienten in 5 Jahren (1960 bis 1964). Dieser Zeitraum wurde gewählt, weil der Verfasser noch alle Untersuchungen selbst durchgeführt oder kontrolliert hat. Sofern seit 1965 wesentliche Erkenntnisse hinzugetreten sind, sind sie im Nachfolgenden berücksichtigt. Dies gilt insbesondere für die Verlaufsbeobachtung bei Patienten mit myositischer Myopathie; auch in diese Gruppe sind jedoch keine Patienten zusätzlich aufgenommen worden, die der Verfasser nicht persönlich emg untersucht hat.

Die EMG mittels koaxialer Nadelelektroden wurde bei 1284 Personen männlichen und 689 weiblichen Geschlechtes während der Berichtszeit durchgeführt, ferner bei 161 Kindern bis zum 10. Lebensjahr, darunter 13 Säuglingen.

Einen Überblick über das Gesamt-Material vermittelt Tabelle 1, die Gruppenbildung ergibt sich aus der klinischen Indikation zur EMG.

Tabelle 1. *EMG-Untersuchungen: (1960—1964)*

I. *Verletzungen bzw. Schädigung peripherer Nerven*	
Schulterregion und Plexus cervicalis	150 Fälle
Armnerven	324 „
Plexus lumbo-sacralis und Beinnerven	110 „
Isolierte periphere Facialisschäden (43 posttraumatisch oder post-op.)	190 „
	774 Fälle
II. *Differentialdiagnose neuromuskulärer Prozesse*	
A. Gruppe der sog. Systematrophien	268 Fälle
B. Gruppe der Polyneuropathien (einschließlich der Sonderfälle)	158 „
C. Gruppe der Myopathien (94 Fälle von Myositis)	279 „
D. Ausschluß einer generalisierten Störung bei umschriebenen Muskelatrophien	315 „
E. Untersuchungen bei unklarer Muskelschwäche ohne erkennbare Muskelatrophien	170 „
	1190 Fälle
	Insgesamt 2134 Fälle
	(= 3083 Untersuchungen)

Unsere Erfahrungen über die Bedeutung der EMG für die Verlaufsbeobachtung nach peripheren Nervenverletzungen und für die Indikation zur operativen Intervention haben wir anhand von Teilergebnissen früher herausgestellt (PUFF, 1960 u. 1963). Über spezielle Probleme wird später berichtet werden.

Bei den 1190 Patienten, die wir im Rahmen der Thematik innerhalb von 5 Jahren emg untersucht haben, wurde zur weiteren Sicherung der Diagnose 141mal auch die Muskelbiopsie durchgeführt; in 115 Fällen konnte morphologisch eine sichere Diagnose gestellt werden. Die Beurteilung der Excisa erfolge durch Prof. SEITZ, der 1963/65 die Ergebnisse, die an unserer Klinik im Verlauf von 15 Jahren erhoben worden sind, kritisch zusammengestellt hat. Außerdem standen weitere 35 Muskelbiopsien zur Verfügung, durchgeführt von der Universitäts-Hautklinik Hamburg bei Patienten mit Verdacht auf Dermatomyositis *.

---

* Herrn Prof. Dr. HERZBERG (jetzt Hautklinik Bremen) bin ich für die nochmalige Befundkontrolle und die Überlassung von histologischen und klinischen Abschlußdiagnosen zu Dank verpflichtet.

III. Methodik

Zur Aufzeichnung der Muskelaktionspotentiale sind Verstärkersysteme und trägheitslose Registriergeräte (Kathodenstrahloscillographen) mit Registrierkamera und Lautsprecherkontrolle erforderlich. Wir benutzten das 3kanälige Disa-Gerät mit einer Frequenzbreite von 2000—10 000 Hz. Durch Kippablenkung des Kathodenstrahls wird die erforderliche Registriergeschwindigkeit zur Auflösung der Aktionspotentiale erreicht.

Zur Schonung des Patienten erfolgt die Ableitung mit möglichst nur einer Nadel, soweit nicht ausnahmsweise der Nachweis einer Synchronisation der Aktionspotentiale von Bedeutung ist. Eine bereits 1957 an unserem Gerät zusätzlich eingebaute Sonderschaltung ermöglicht die Registrierung einer Nadelableitung auf 2 Kanälen; dabei erfolgt die fortlaufende Aufzeichnung über den 1. Kanal, während auf dem sonst unabhängigen mittleren Kanal eine ausschnittsweise Darstellung der gleichen Aktionspotentiale bei 10facher Registriergeschwindigkeit über Kippablenkung möglich ist (Abb. 2—8, s. S. 77—79). Die Beurteilung der Aktionspotentiale wird dadurch wesentlich erleichtert. Da der Geübte verschiedene Typen von Aktionspotentialen und Gruppen gut heraushört, manchmal leichter als er sie auf dem Bildschirm erkennen kann (KUGELBERG), ermöglicht die akustische Kontrolle eine ausreichende und notwendige Hinwendung zum Patienten.

Die Ableitung erfolgt mittels koaxialer Nadelelektroden (ADRIAN u. BRONK, 1929), wobei die Spannungsdifferenz zwischen der Platinseele als aktiver Elektrode und der umgebenden Stahlkanüle mit einem Durchmesser von 0,65 oder 0,42 mm gemessen wird. Das Setzen dieser Elektroden ist im juristischen Sinne als „Eingriff" aufzufassen, welcher der Zustimmung des Patienten bedarf. Außer geringfügigen gelegentliche Nachblutungen haben wir bisher keine Komplikationen, insbesondere keine Infektionen der Stichkanäle gesehen.

Auf ein weiteres diagnostisches Hilfsmittel, die Bestimmung der Nervenleitgeschwindigkeit mit Oberflächenelektroden, soll in diesem Rahmen nicht eingegangen werden. Für die Untersuchung der Motorik handelt es sich dabei lediglich um einen zusätzlichen Test bei neurogenen Störungen, die für den Ausschluß oder Beweis einer peripheren Nervenschädigung gelegentlich Bedeutung erlangen kann. Größeres Interesse verdient, insbesondere bei den Polyneuropathien die Messung der Leitgeschwindigkeit sensibler Nervenfasern, die z. Z. jedoch noch das Stadium klinischer Erprobung als Routineuntersuchung durchläuft.

Die Belastung der neuromuskulären Synapsen durch Serienreiz hat praktische Bedeutung für die funktionellen Myopathien, auf deren Diskussion in dieser Arbeit verzichtet wird. Über entsprechende Untersuchungen haben aus unserer Klinik MERTENS u. RUEDAS (1961) berichtet. Diese zeitweilig benötigte Sonderform der EMG kann auch von Hilfspersonal durchgeführt werden, da die reine Filmauswertung technische oder sonstige Fehlerquellen auch nachträglich erkennen läßt.

IV. Emg Befunderhebung

Stellungnahme zu Besonderheiten
der Ableitung mit Nadelelektroden

Die Untersuchung erfordert eine *Mitarbeit des Patienten*. Dabei beginnen meist die ersten Schwierigkeiten: Der Patient muß trotz wiederholter schmerzhafter Nadelinsertionen entspannen und außerdem die durch die Willkürinnervation erneute geringe, aber schmerzende Verlagerung der Nadelspitze erdulden. Schon dies schließt eine ungezielte Routineuntersuchung aus. Der Kliniker muß von vornherein einen Kompromiß schließen zwischen zumutbarer schmerzhafter Belästigung des Patienten und dem Versuch, möglichst optimale Ergebnisse unter physiologischen Bedingungen zu erzielen. Die Tendenz zu schmerzhafter Minderinnervation kann durch entsprechenden Gegendruck überwunden werden, gleichzeitig gelingt es dadurch, die Verschiebung der Nadel im Muskel auf ein Minimum zu beschränken.

Bei der Indikation zur Elektromyographie bei Säuglingen und Kleinkindern muß daher stets überlegt werden, ob überhaupt eine Untersuchung in dem erforderlichen Ausmaß durchführbar ist, eine unzureichende Untersuchung gibt nämlich nur zu Fehlschlüssen Anlaß. Die Indikation zur EMG in diesem Lebensalter erfordert daher das Konsilium mit dem Spezialisten. Bei unüberlegter routinemäßiger Überweisung wird man sonst Enttäuschungen erleben.

Die **Wahl der Ableitepunkte** setzt nicht nur Kenntnis von Anamnese und Befund voraus, sondern selbständige *klinische* Beurteilung. Der Untersucher muß ein erfahrener Kliniker sein, damit er nach dem klinischen und aktuellen EMG-Befund den Untersuchungsgang sinnvoll durchführt, d. h. Zahl und Ort der Ableitungen nach seinem Ermessen wählt.

Die Vorteile der zeitraubenden *klinischen EMG* liegen darin, daß sie, als *Funktionsdiagnostik,* den unmittelbaren Vergleich eines klinischen Effektes im Muskel mit den auf dem Bildschirm beobachteten Abänderungen der Aktionspotentiale und des Innervationsmusters für die entsprechende Ableitestelle — unter Berücksichtigung aller Begleitumstände — sofort gestattet!

Die Möglichkeit — im Gegensatz zur Muskelbiopsie —, Ableitungen von verschiedenen Stellen, auch aus anscheinend gesundem Muskelgewebe, vorzunehmen, sie zu wiederholen und damit den Verlauf zu kontrollieren, zwingen den Untersucher auch nicht, sich voreilig diagnostisch festzulegen. Die Kontrolluntersuchungen sollten durch den gleichen Arzt erfolgen. *Manche diagnostischen Irrtümer lassen sich auf vorzeitige Entscheidung oder auf eine Überbewertung des EMG-Befundes, ohne Rücksicht auf die Klinik, zurückführen. Das EMG muß in die Gesamtbetrachtung eines Falles eingeordnet werden.*

Die Filmaufzeichnung muß sich bei Routineuntersuchungen auf die Dokumentation diagnostisch wichtiger Ausschnitte, wie Verschmälerungen bzw. Verbreiterungen der Aktionspotentiale oder auf Registrierung besonderer polyphasischer Deformierungen, von Rieseneinheiten oder anderer messenswerter Besonderheiten beschränken. Da die „Mitarbeit" des Patienten durch Entspannung oder den jeweils geforderten Grad der Willkürinnervation und die Qualität der jeweiligen Nadellage entscheidend für die Beurteilung der Bildschirmbefunde und ihrer akustischen Äquivalente sind, hat das **Untersuchungsprotokoll** bei der Gesamtbeurteilung eindeutig den Vorrang gegenüber einer ausschnittsweisen Filmaufzeichnung.

Bei wichtigen oder strittigen Befunden kann neben dem sorgfältigen Protokoll eine Bandspeicherung herangezogen werden, der Untersucher kann sofort kritische Bemerkungen anfügen.

In den meisten Fällen wird eine Filmaufzeichnung nicht benötigt. Damit tritt noch einmal deutlich hervor, daß für eine epikritische Studie die *einheitliche* Befundung Voraussetzung für jede verbindliche Aussage ist. Aus diesem Grunde hat sich der Verfasser auf die Unterlagen eines bestimmten Zeitabschnittes beschränkt (s. o. S. 2).

Da die Begleitphänomene, nämlich Grad der Parese und der Atrophie, Muskelkonsistenz, Grad der willkürlichen Anspannung oder Ausmaß unwillkürlicher Verspannung nicht gleichzeitig mit dem EMG registriert werden können, ist eine *Routineuntersuchung durch eine Hilfskraft und spätere Auswertung durch den Arzt* — im Gegensatz zu EEG und EKG — bei der *EMG mittels Nadelelektroden nicht möglich. Das jeweils registrierte Aktivitätsmuster muß* nämlich zum klinischen Effekt in Beziehung gesetzt und *sofort bewertet werden:* so kann z. B. ein normal erscheinendes „Interferenzmuster" bereits *vorzeitig* erreicht werden und ist dadurch ein Hinweis auf eine myopathische Gewebsveränderung; selbst ein gelichtetes, sog. „gemischtes Aktivitätsmuster" (oder „Übergangsmuster") kann dann den Verdacht auf eine Myopathie lenken, wenn es in einem hochgradig paretischen Muskel gefunden wird. Diese für die Beurteilung entscheidenden Begleitumstände verschweigt der Film.

Unterschiede in der Gewebskonsistenz bei der Nadelinsertion sind für die Beurteilung wichtig, z. B. Narbenbildung bei Myositis (s. S. 49 u. 50).

Fehlinnervationen, bewußt oder nur schmerzbedingt, müssen vom Untersucher erkannt und berücksichtigt werden. Oft lassen sie sich nur unter Abschaltung der akustischen Kontrolle durch ausreichenden Gegendruck überwinden. Mißachtung von Fehlinnervationen oder ungünstiger Nadellage kann Ausfälle motorischer Einheiten vortäuschen und damit Anlaß zur Fehldiagnose „chronische neurogene Muskelschädigung" werden.

Lebensalter der Patienten und *Funktionsstruktur* (Unterschiede z. B. Augenmuskeln, Gesichtsmuskulatur, kleine Handmuskulatur, Quadriceps usw.) *des* untersuchten *Muskels bestimmen die* **Parameter der Aktionspotentiale:** die jeweiligen Normen haben besonders BUCHTHAL u. Mitarb. in Serienuntersuchungen ermittelt (1954). Gelegentlich müssen altersunabhängige individuelle Besonderheiten berücksichtigt werden.

Einflüsse der Außentemperatur, die unter experimentellen Bedingungen festzustellen sind (BUCHTHAL), sind nach unserer Erfahrung für die Belange der *klinischen*

EMG ohne Bedeutung, wenn ungewöhnliche Untersuchungsbedingungen vermieden werden.

Zweifellos gibt es EMG-Befunde, die ohne weiteres als verbindlich gelten: das **„EMG-Syndrom der neurogenen Schädigung"** mit Spontanaktivität in Form von Fibrillenpotentialen multilokulär im entspannten Muskel in Verbindung mit deutlichen Ausfällen motorischer Einheiten bei maximaler Willkürinnervation unter Verbreiterung der Aktionspotentiale ist eindeutig. Positive monophasische Potentiale („positiv-sharp-waves"), die auch als V-Wellen bezeichnet werden (LICHT, RODRIGUES u. OESTER), werden meist zu Recht als *„Denervationszeichen"* (KUGELBERG und PETERSEN, JASPER u. BALLEM) angesprochen. Beim sog. **„myopathischen Aktivitätsmuster"** tritt vorzeitig ein dichtes und dem klinischen Effekt inadäquates Interferenzmuster auf, wobei die Aktionspotentiale verschmälert und in ihrer Amplitude erniedrigt sind. (Abb. 1—3, s. S. 77 u. 10, s. S. 82.)

Chronisch verlaufende muskuläre bzw. neuromuskuläre Prozesse, die neben den noch prozeßhaften Veränderungen gleichzeitig Defektzustände aufweisen, lassen so eindeutige Befunde nicht erwarten.

Zu Problemen der speziellen Befundwertung verweisen wir auf die Diskussion in den Ergebnisteilen und ihrer Zusammenfassung. (S. 10—12, 16, 22/23, 24, 26, 30 u. 31, 34/35, 36, 37 u. 38, 39, 44/45, 47, 49 u. 50.)

V. Probleme der Klinik bei Neuro- und Myopathien

Differentialdiagnostische Aufgaben der EMG

Aus Verteilung von Muskelatrophien, Manifestationsalter, Verlauf und genetischer Einordnung der Krankheiten lassen sich bei chronischen muskulären Prozessen nicht immer verläßliche Diagnosen gewinnen, auch nicht aus Befunden wie fasciculären Muskelzuckungen, Reflexprüfung und Kreatinausscheidung. Enzymbestimmung im Serum und im Muskel gewinnen zunehmend an Bedeutung. Muskelbiopsie (einschließlich Histochemie, Vitalfärbung der Nervenendigungen, elektronenoptische Studien) und EMG haben im letzten Jahrzehnt aber bereits überraschende neue Erkenntnisse gebracht.

Seit KUGELBERG u. WELANDER (1956) die Beckengürtelform der spinalen Muskelatrophie beschrieben haben, die vorher als dystrophische Myopathie diagnostiziert worden ist, auf deren histologische Besonderheiten zuvor aber schon WOHLFAHRT aufmerksam gemacht hatte, folgten weitere Mitteilungen; wir haben mehrere derartige Fälle gesehen. WELANDER hatte andererseits 1951 Sippen mit distaler dystrophischer Myopathie im höheren Lebensalter beschrieben, die — ebenfalls aufgrund der alten klinischen Kriterien der Verteilung von Muskelatrophien — als neurogene spinale Muskelatrophien fehldiagnostiziert worden waren. BIEMOND hat eine juvenile Form mit distaler Verteilung der dystrophischen Paresen beobachtet. Hier wurde die Unzulänglichkeit einfacher klinischer Untersuchung zuerst demonstriert.

Neben den Polyneuropathien vom seltenen proximalen Typ und der sog. diabetischen Amyotrophie (GARLAND u. BISCHOFF) steht heute wegen der Fortschritte in der Methode der Untersuchung die Differenzierung der Myopathien im Mittelpunkt der Forschung. Bei den Spätmyopathien vom dystrophischen Typ gilt es nach diagnostischer Sicherung der Art der Störung, die ursächliche endokrine oder sonstige Stoffwechselstörung aufzudecken. Die Frühdiagnose einer myositischen Myopathie kann wegen der Therapie entscheidend sein für das Schicksal des Kranken.

Einen Überblick über die notwendigen differentialdiagnostischen Überlegungen bei chronischem Muskelschwund und bei Muskelschwäche vermittelt Tabelle 2. Die EMG nimmt bei der Differentialdiagnose all dieser Erkrankungen eine Schlüsselstellung ein, da Stoffwechselanalysen bisher meistens noch keine diagnostische Bedeutung erlangen konnten und die gezielte Muskelbiopsie als erheblicher diagnostischer Eingriff eine strenge Indikation erfordert.

Tabelle 2

neurogen ←——→ myogen

Lokalisation von Atrophien oder Paresen	Lokalisierte Schädigung motorischer Einheiten	Generalisierte Schädigung motorischer Einheiten — Polyneuropathien (Polyneuritis)	Systematrophien — Spinale progressive Muskelatrophien	Myopathien — "strukturelle" — Progressive Muskeldystrophien (endogen, genetisch fixiert)	"funktionelle"
distal betont untere Gliedmaßen	N.peronaeus/N.ischiadicus, Lumbo-sacrale Wurzeln	überwiegend motorische Polyneuropathien [neurale M.A. (Spätform)]	Peronaealtyp "Bodechtel"	Myopathia distalis hereditaria "Biemond" "Welander"	
Beckengürtel	N.femoralis, Retroperitonealer Prozeß, Caudaschädigung, Zustand nach Poliomyelitis	"pseudomyopathische" Form d. Polyneuropathie	Beckengürteltyp "Kugelberg-Welander"	Beckengürtelform — maligne Form = "Duchenne" — benigne Form = "Becker" "Leyden-Walton"	
Sonderformen		sog. diabetische Amyotrophie	[Myatonia congenita — Myatones ("Oppenheim"-) Syndrom — Infantile spinale progr. M.A. "Werdnig Hoffmann" — Kongenitale Myopathien]	Myotone Dystrophie "Curschmann-Steinert"	D.D. Myotones Syndrom "Thomsen", andere Formen; Myasthen. Syndrom — Myasthenia gravis pseudoparalytica symptomatische Formen
Schultergürtel	Zustand nach Poliomyelitis (Lues spinalis); Plexus brachialis	"pseudomyopathische" Form d. Polyneuropathie	Schultergürteltyp "Vulpian Bernhard"	Schultergürtelform "Erb" (Facio-scap. Form) = "Landouzy-Déjérine" <oculäre Form = "Kilch-Nevin">	
distal betont obere Gliedmaßen	Syringomyelie, Armnerven, Cervicale Wurzeln, Carpaltunnel-Syndrom, C$_8$-Syndrom/N.ulnaris	überwiegend motorische Polyneuropathien [neurale M.A. (hypertr. Neuritis)]	distaler Armtyp "Duchenne-Aran"	Myopathia distalis hereditaria — tarda = "Welander" — juvenilis = "Biemond"	
Sonderformen		Tetraspastik ←D.D.— sog. cervicale Myelopathie	→ Myatrophe Lateralsklerose — primär generalisiert / bulbäre Form / distale Form; D.D. Pseudobulbärparalyse	Exogene Myopathien — Myositische Myopathien: Dermato-Poly-Myositis (akut, subakut "Wagner-Unverricht"; primär chronisch — Schübe; sekundär chronisch; Defekte). Syndrom der Spätmyopathien — myositische Form — dystrophische Form (thyreotoxische Myopathien, sog. klimakter. Myopathien, stoffwechsel- bed. Myopathien, sog. Tumor-Myopathien, andere)	

Anm.:
D.D. = Differentialdiagnose

neurogen ←——→ myogen

VI. Ergebnisse und Diskussion

A. Systematrophien

Bedeutung emg Kriterien für die Diagnosen:
„Neurogene Muskelatrophie" und „Vorderhornprozesse"

Wird klinisch eine neurogene Muskelatrophie vermutet, so lautet die erste Frage bei einer emg Untersuchung: Ist eine primär myogene Schädigung mit Sicherheit auszuschließen? Bei rein neurogener Muskelatrophie muß zusätzlich die Höhenlokalisation der Störung im Bereich des Motoneurons (Perikaryon, Neurit, proximaler oder distaler Abschnitt desselben) gesucht werden.

Vermehrte Synchronisation von motorischen Einheiten (BUCHTHAL u. MADSEN) und stark verbreitete Aktionspotentiale hoher Amplitude sollen Vorderhornprozesse (Perikaryon) anzeigen. Dieser Schluß ist, wie im folgenden mehrfach hervortreten wird, nicht ohne weiteres verbindlich, andere Kriterien müssen hinzutreten. K. MAYER hat vermehrte Synchronisation unter und nach experimenteller Ischämie an den Gliedmaßen gesunder Menschen nachgewiesen.

Wenige Monate nach einer neurogenen Schädigung gewinnen denervierte Muskelfasern durch periphere Nervenaussprossung Anschluß an noch funktionstüchtige Einheiten (EDDS u. HOFFMANN, 1950); die Vergrößerung des muskulären Anteils der motorischen Einheiten bedingt eine *Verbreiterung* und meist auch *Amplitudenerhöhung* der zu registrierenden Aktionspotentiale, die durch desynchronisierte Entladung auch vermehrt polyphasischen Charakter erlangen können. (Vgl. Abb. 10, S. 82). Diese Form der Verbreiterung des Territoriums motorischer Einheiten (BUCHTHAL) ist — neben Ausfällen motorischer Einheiten und der daraus resultierenden Lichtung des Interferenzmusters bei maximaler Innervation — charakteristisch für alle Formen einer neurogenen Muskelatrophie. Bei reversibler Schädigung des Neuriten wird diese Entwicklung zusätzlich begünstigt durch echte Reinnervation nach entsprechendem Intervall. Die neugebildeten Nervenfasern — mit noch veränderter Leitgeschwindigkeit — halten sich mit ihren Endplattenverzweigungen natürlich nicht an das primäre Organisationsschema der in sich verflochtenen motorischen Einheiten (vgl. S. 24).

Eine extreme Amplitudenerhöhung unter Verbreiterung der Aktionspotentiale ist jedoch nur durch eine synchrone Entladung mehrerer Vorderhornzellen zu erklären. Diese Deutung wurde durch Beobachtung derartiger *„Rieseneinheiten"* (Abb. 6, s. S. 78) bereits im Frühstadium der Poliomyelitis nahegelegt. Die systematischen Untersuchungen BUCHTHALs über das Territorium und die Faserdichte motorischer Einheiten mit Multielektroden bestätigten derartige Befunde auch in klinisch noch unverdächtigen Muskeln bei Fällen mit beginnender amyotropher Lateralsklerose; B. spricht von einer funktionellen Vergrößerung elektrophysiologisch definierter motorischer Einheiten bei den Vorderhornerkrankungen. Der Nachweis sog. Rieseneinheiten multilokulär kann auch nach unserer Erfahrung als beweisend für die Lokalisation einer neurogenen Schädigung im Perikaryon gelten. Als differentialdiagnostisch unbedeutend muß dagegen die Registrierung von *Fasciculationspotentialen* angesehen werden. Mit dem EMG bei Fasciculieren haben sich erstmalig DENNY-BROWN u. PENNYBACKER befaßt. Weit verbreitet ist immer noch die Auffassung, daß Fasciculieren einen Untergang der Vorderhornzellen anzeigt. Es tritt auch bei Nervendurchtrennung (FÖRSTER, BOROWSKI u. ALPERS) auf. BODECHTEL u. ERBSLÖH verweisen darauf, daß schon OPPENHEIM dem Fasciculieren nur in paretischen und atrophischen Muskeln eine differentialdiagnostische Bedeutung beigemessen hat. K. MAYER kam 1965 zu dem Schluß, daß Fasciculationspotentiale durch lokale Übererregbarkeit im gesamten Motoneuron auftreten können. Auch bei Polyneuropathien, bei Mesenchymreaktionen, bei Angiopathien, bei Arthropathien und selbst bei hochgradiger vegetativer Übererregbarkeit (JANZEN) tritt Fasciculieren auf.

Die von SCHWAB u. Mitarb. angegebenen emg Differenzierungsmöglichkeiten zwischen einem sog. „benignen" und dem „malignen", rein neurogenem Fasciculieren sind nicht zuverlässig, zumal sie mit einem Direktschreiber ermittelt worden sind (vgl. ESSLEN u. MAGUN). TROJABORG u. BUCHTHAL haben in einer sorgfältigen Studie (1965) nachgewiesen, daß polyphasische Fasciculationspotentiale keinesfalls häufiger bei den Vorderhornprozessen auftreten, wie dies von DENNY-BROWN u. FOLEY (1948) sowie RICHARDSON (1954) beschrieben worden war; die Polyphasie war in BUCHTHALs Untersuchungen bei allerdings nur einem Fall von Polymyositis erwartungsgemäß am stärksten ausgeprägt (vgl. S. 44/44 a). Im Gegensatz zu ebenfalls uncharakteristischen übrigen Parametern der Fasciculationspotentiale fand BUCHTHAL jedoch eine für seine allerdings kleine Vergleichszahl von Patienten mit klinisch als „benigne" aufzufassendem Fasciculieren eine eindeutig raschere Entladungsfrequenz.

Auch wir haben Fasciculieren verschiedener Form und unterschiedlicher Genese untersucht und konnten im EMG keine signifikanten Unterschiede ermitteln. Bereits die jeweilige *Nadellage bestimmt die Potentialformen* so *entscheidend,* daß aus unterschiedlichen Deformierungen keine verbindlichen Kriterien abzuleiten sind (Abb. 3 c, s. S. 77). Diese Ansicht wird auch von HAUSMANNOVA-PETRUSEWICZ vertreten. Wir konnten auch bei nochmaliger nachträglicher Überprüfung von Filmaufzeichnungen keine signifikanten Unterschiede der Entladungsfrequenz feststellen. Eine systematische Studie an einem repräsentativen Krankengut unter diesem Gesichtspunkt fehlt bisher und wäre zweckmäßig.

Auch eine weitere Form der Spontanaktivität im entspannten Muskel gibt nicht selten Anlaß zu Fehlinterpretationen. So hält sich hartnäckig die Ansicht, daß *Fibrillationspotentiale,* als sicheres Zeichen einer neurogenen Schädigung der Muskulatur anzusprechen seien! Dies gilt aber generell nicht einmal für die positiven monophasischen Potentiale (vgl. S. 7), die allerdings auch wir in Übereinstimmung mit K. MAYER fast ausnahmslos in schon länger und hochgradig denervierten Muskelgruppen gefunden haben.

2*

Einigkeit besteht heute darüber, daß die Fibrillationspotentiale aus einer Übererregbarkeit einzelner Muskelfasern resultieren; ursächlich kann es sich dabei um einen Denervationsprozeß oder aber auch um jede andere unphysiologische Änderung an der Muskelfaser bzw. an ihrer Membran oder in ihrer Umgebung handeln. Experimentell läßt sich durch Änderung der Ionenkonzentration in der Umgebung der Muskelfasern Spontanaktivität auslösen; so wird beispielsweise das Membranpotential durch Änderung der Kaliumkonzentration instabil (LÜLLMANN). Auch die Erregbarkeit des dystrophischen Muskels ist gestört (FARMER-BUCHTHAL-ROSENFALCK), so daß selbst bei Myopathien Fibrillenpotentiale zu registrieren sind. Die lebhafte Spontanaktivität bei Myositis dürfte überwiegend auf Elektrolytverschiebungen zurückzuführen und nicht Ausdruck einer „Neuromyositis" sein (s. dazu S. 44/44 a). K. MAYER konnte bei seinen Ischämieversuchen bereits nach 2—3 min Fibrillenpotentiale im menschlichen Muskel beobachten, die in ihren Parametern identisch mit der Spontanaktivität waren, die in der 3. Woche nach Schädigung eines peripheren Nerven auftritt.

Dennoch ist bei wiederholter Registrierung von Fibrillenpotentialen mit positiver Initialphase im entspannten Muskel in erster Linie ursächlich an einen Denervationsprozeß der Muskulatur zu denken, also an eine primär neurogene Schädigung. Zu Recht hat BUCHTHAL wiederholt vor der Fehldeutung der Spontanaktivität in der Endplattenzone als Denervationspotentiale gewarnt! (Vgl. S. 30/31). Diphasische Potentiale niedriger Amplitude und gleich kurzer Dauer mit allerdings negativer Initialphase (was meist kaum beachtet wird) sind in der Endplattenzone jedes normalen Muskels zu beobachten. Sie dürften identisch sein mit der sog. „Insertionsaktivität", die u. E. nicht mit der „Verletzungsaktivität" nach wiederholten Nadelinsertionen in Verbindung gebracht werden darf. Das Endplattengeräusch und die entsprechenden diphasischen Potentiale treten nach BUCHTHAL im total oder partiell denervierten Muskel jedoch wesentlich häufiger auf, so daß wir glauben, daß eine „vermehrte Insertionsaktivität" gelegentlich doch als gewisser diagnostischer Hinweis im Rahmen aller emg Kriterien gewertet werden kann.

Vermehrte Synchronisation motorischer Einheiten, Fasciculationspotentiale, Fibrillenpotentiale in entspannten Muskeln und sog. positive Denervationspotentiale bei starker Verbreiterung der Aktionspotentiale unter Amplitudenerhöhung sind als emg Einzelsymptome nicht hinreichend aussagekräftig, in ihrer Konvergenz können sie — über den Beweis einer neurogenen Muskelatrophie hinaus — eine Vorderhornschädigung vermuten lassen. Sog. „Rieseneinheiten" sind dagegen auch isoliert als ein zuverlässiges Kriterium für eine Vorderhornschädigung anzusehen.

Für die Diagnose einer Systematrophie ist die Verteilung der neurogenen Schäden maßgebend, bei asymmetrischem oder proximalem Beginn kann ein anderer Prozeß jedoch längere Zeit vorgetäuscht werden. Die *Generalisation* des neurogenen Prozesses kann emg schon lange vor der klinischen Manifestation erfaßt werden! Nicht selten ist aber die Begrenzungsmöglichkeit einer neurogenen Schädigung auf den Versorgungsbereich von Wurzeln oder peripheren Nerven differentialdiagnostisch entscheidend. Wert und Notwendigkeit einer Verlaufskontrolle können nicht deutlich genug hervorgehoben werden. Wir kennen nicht wenige Fehlentscheidungen, die dadurch entstanden sind, daß *Verteilung* und *Verlauf* nicht genügend berücksichtigt worden sind, z. B. neurogene Atrophie der kleinen Handmuskulatur bei cervicalen Prozessen.

1. Sonderformen spinaler progressiver Muskelatrophien

a) Kugelberg-Welander

Seit etwa 10 Jahren ist die proximale und beckengürtelbetonte neurogene Muskelatrophie vom *Typ* KUGELBERG-WELANDER über den Kreis von Spezialisten hinaus bekannt. Trotz erheblichen Muskelschwundes ist die Leistung der noch vorhandenen Muskulatur auffällig gut. Die Manifestation erfolgt im jugendlichen bis mittleren Lebensalter.

WOHLFAHRT hat bereits 1942 über 2 Fälle von Muskelfasciculieren bei einer Muskeldystrophie berichtet, das nicht zu dem klassischen von ERB beschriebenen Syndrom paßte. Ungewöhnlich war auch der gutartige Verlauf: Atrophie und Schwäche im Beckengürtel seit der frühen Kindheit, Ausbreitung auf den Schulterbereich erst nach jahrelangem Intervall. Aufgrund seiner histologischen Befunde kam W. zu dem Schluß, daß es sich um eine Zwischenform von neuraler Muskelatrophie und progressiver Muskeldystrophie handeln müsse. KUGELBERG u. WELANDER haben später (1952/54) bei Nachuntersuchungen eines dieser Patienten eindeutig den neurogenen Charakter der Muskelatrophie durch emg Studien sichern können! Eine Veröffentlichung von 12 Fällen in 6 Familien folgte 1956. WIESENDANGER teilte mit, daß solche Prozesse auch im 3. und 4. Lebensjahrzehnt beginnen können.

Wir haben in der Berichtszeit 9 Patienten mit einer derartigen proximalen spinalen Muskelatrophie, bei denen auch eine Muskelbiopsie durchgeführt worden ist, emg untersucht. Ein Brüderpaar soll deswegen ausführlich geschildert werden, weil die Aussagekraft von Muskelbiopsie und EMG in Wettstreit gerieten.

Fall 1: S., H.-Ch., ♂, geb. 19. 6. 1936 (117/61). Der 24jährige Mann bemerkte mit dem 12. Lebensjahr eine rasche Ermüdbarkeit der Beine, später der Arme. Mit 16 Jahren Verschmächtigung der Oberschenkel, mit 21 Jahren fiel das Treppensteigen schwer. Orientierende internistische Untersuchung o. B. Neurologisch: Muskelatrophien im Schultergürtel und an den Oberarmen sowie im Bereich von Becken- und Oberschenkelmuskulatur. Auch deutliche Muskelminderung an Hand und Unterarmen, die Peronaealmuskulatur nur geringfügig beeinträchtigt. Watschelgang, Trendelenburgsches Zeichen positiv, beim Aufstehen Hochklettern am eigenen Körper; Armheben nur bis Kopfhöhe. Histologischer Befund (Prof. SEITZ): Veränderungen im Sinne eines sog. myopathischen Gewebssyndroms.
EMG-Befund: Im Quadriceps rechtsseitig und in der Fußhebergruppe multilokulär Spontanaktivität überwiegend in Form von Fibrillenpotentialen. Keine Fasciculationspotentiale in Ruhe. Neben Ausfällen motorischer Einheiten eindeutige Verbreiterung der Aktionspotentiale, nirgends Verschmälerungen. An der Armmuskulatur linksseitig und proximal betont erhebliche Ausfälle motorischer Einheiten, hier auch sichere Rieseneinheiten. Urteil: Eindeutige Zeichen eines Denervationsprozesses, der in der weniger befallenen Unterschenkelmuskulatur noch frischer wirkt. Eindeutiger „Vorderhornaspekt der Aktionspotentiale". Mit Sicherheit ist ein myopathisches Syndrom auszuschließen. Insgesamt chronischer, nach distal fortschreitender Denervationsprozeß spinalen Charakters.

Biopsie und EMG ergaben also entgegengesetzte Auskunft, auch bei wiederholter Überprüfung der widersprechenden Befunde. Anders beim Bruder:

Fall 2: S., F., ♂, geb. 13. 8. 1943 (118/61). Der 16jährige Patient konnte seit früher Kindheit nicht rasch laufen, wurde bald vom Turnen befreit und bemerkte seit dem 11. Lebensjahr Schwierigkeiten beim Treppensteigen. Früher keine ernsten Erkrankungen. Internistische Untersuchungen o. B. Neurologisch: Deutliche Atrophie der Muskulatur an Oberarmen und Schultergürtel und noch stärker an den Oberschenkeln und im Hüftbereich. Rumpfmuskulatur nicht betroffen. Atrophie der kleinen Fuß- und Handmuskulatur.

Arme kaum bis zur Horizontalen zu heben. Beine gegen Schwerkraft nicht hochzuhalten. Aufrichten nur durch Hochklettern am eigenen Körper. Handkraft reduziert, Unterschenkel unauffällig. Histologischer Befund (Prof. SEITZ): Abgeplattete atrophische Fasern in Bündeln, daneben aber auch hypertrophische mit zentral gelegenem Kern in gruppenförmiger Anordnung; interstitielle Fibrose. Insgesamt Verdacht auf neurogene Muskelatrophie.

EMG-Befund: Spontanaktivität in Form von Fibrillenpotentialen besonders in der Fußhebergruppe beiderseits und im Triceps nachweisbar, darunter auch positive monophasische Potentiale. Große, breite und polyphasisch aufgesplitterte Fasciculationspotentiale mit Sicherheit zu registrieren. Auf Willkürinnervation nirgends Verschmälerung der Aktionspotentiale, aber deutliche Ausfälle motorischer Einheiten. Verbreiterung der Aktionspotentiale und vermehrte Synchronisation. In Beugern und Streckern der Unterschenkel wird noch fast ein Interferenzcharakter des Aktivitätsmusters erreicht. Urteil: Chronischer Denervationsprozeß mit groben Fasciculationspotentialen und proximalbetonten hochgradigen Ausfällen motorischer Einheiten. Ein myopathisches Syndrom ist mit Sicherheit auszuschließen. Neurogene Störung mit „Vorderhornaspekt".

Bei beiden Brüdern trat die Beinschwäche vor der Pubertät auf. Eine Atrophie der Beckengürtelmuskulatur bildete sich aus, bevor der Schultergürtel befallen wurde. Zunehmend kam es auch zu distalen Muskelatrophien. Fasciculieren war bei diesem zuerst als Muskeldystrophie fehldiagnostizierten Syndrom klinisch nicht zu beobachten. Emg ließ sich eine sichere Entscheidung zugunsten des neurogenen Charakters mit Hinweis auf eine spinale Lokalisation des Prozesses treffen, eine strukturelle Myopathie ausschließen. Das histologische Gewebssyndrom war dagegen keineswegs eindeutig. Bei dem jüngeren der Brüder ließ sich der Verdacht auf eine neurogene Muskelatrophie begründen, während bei dem älteren die Veränderungen im Quadriceps als myopathisches Gewebssyndrom im Sinne der primären Muskeldegeneration gedeutet werden mußte (eingehende Diskussion am Krankenbett mit Demonstration der Befunde, und zwar bevor der jüngere Bruder aufgenommen wurde). Auf eine Kontrolle der Probeexcision beim ersten Fall haben wir aufgrund von Klinik, EMG, Verlauf und Gesamtbefund beim Bruder verzichtet.

Nebenbei sei bemerkt, daß nur in 4 von 9 unserer Fälle während der Berichtszeit Heredität nachgewiesen worden ist. Ob diese Gruppe einheitlich hinsichtlich ihrer Genese — bei gleicher Phänomenologie — ist, muß daher offenbleiben.

Dieser Gedanke wird nahegelegt, wenn sich mit dem langsamen Fortschreiten, dieser zuerst als progressive Muskeldystrophie fehldiagnostizierten Fälle von neurogener Muskelatrophie, weitere Symptome finden, die auf eine generalisierte metabolische Aberration hinweisen, wie in dem folgenden Fall:

Fall 3: Sch., E., ♀, geb. 17. 9. 1939 (23645/63; 158/64). Bei der 25jährigen unverheirateten Frau ist eine Hemeralopie bekannt. Eine Großmutter Diabetikerin, sonst FA o. B. Im 2. Lebensjahr laufen gelernt, Nachtschienen. Seit dem 4. Lebensjahr kontinuierliche Abnahme der Muskelkraft, beginnend an den Beinen proximal und vor dem 14. Lebensjahr Übergreifen auf den Schultergürtel. Mit 16 Jahren in körperbehinderten Schulen nähen gelernt, Selbstfahrer schon vom 13. Jahr benutzt. Selbständige Lokomotion schon jahrelang unmöglich, leichte Näharbeiten werden noch regelmäßig ausgeführt.

Retinitis pigmentosa. Wachstumsstörungen und Hautveränderungen an den unteren Extremitäten. RR 170/90; Fettresorption im Belastungstest gestört, sonst keine sicher wertbaren pathologischen Befunde. Neurologisch: Diffuse Muskelatrophie an den Extremitäten, auch distal. Armschwäche links betont und Heben zur Horizontalen nicht möglich. Die gestreckten Beine können nicht von der Unterlage angehoben werden, ein Aufrichten aus Flachlagerung ist selbst mit Unterstützung der Arme nicht möglich. Sprunggelenke und Zehen gut beweglich. Die Stammuskulatur ist relativ kräftig und ermöglicht ein langes Sitzen. Nacken- und Halsmuskulatur nicht befallen, Hirnnerven o. B. Muskeldehnungsreflexe außer BSR nicht auslösbar; keine Pyramidenbahnzeichen. Sensibilität für alle Qualitäten ungestört. Histologischer Befund (Prof. Seitz): Sehr wahrscheinlich neurogene Muskelatrophie.

EMG-Befund: Im Bereich der Fußheber an 2 Ableitepunkten neben vermehrter Insertionsaktivität Verdacht auf positive monophasische Potentiale. An vielen Ableitepunkten Neigung zu rhythmischen Entladungen verschiedener Form. Auf Willkürinnervation mittel- bis hochgradige Ausfälle motorischer Einheiten, die A. P. überwiegend verbreitert und oft grob deformiert. Mit Amplitudenhöhen von 4 mV sichere Rieseneinheiten zu objektivieren. Nirgends Verdacht auf Verschmälerungen. Urteil: Generalisierte neurogene Schädigung mit Vorderhornaspekt. Eine Myopathie ist mit Sicherheit auszuschließen (Abb. 5, s. S. 78).

Die bei der Patientin im 4. Lebensjahr am Beckengürtel beginnende Schwäche und Muskelatrophie wurde als progressive Muskeldystrophie angesehen. Die 24jährige gehunfähige Frau kann den im Sonderunterricht erlernten Beruf als Näherin, trotz zunehmender proximalbetonter Armschwäche noch bedingt ausüben. Emg war eine Myopathie mit Sicherheit auszuschließen und an einem generalisierten chronischen Denervationsprozeß bestand kein Zweifel. Die Probeexcision aus dem Quadriceps bestätigte auch histologisch den Verdacht auf eine neurogene Muskelatrophie. Der Verlauf und die Verteilung der neurogenen Atrophien fügen sich zwanglos in die von Kugelberg u. Welander beschriebene Sonderform ein. Retinitis pigmentosa mit Nachtblindheit und Ringskotom, die bisher als unerhebliche Nebenbefunde abgetan worden waren, sind nach der klinischen Empirie weitgehend sichere Hinweise darauf, daß eine metabolische Störung vorhanden ist. Mit den zur Verfügung stehenden Labortechniken ließ sich eine Fettstoffwechselstörung objektivieren, deren Bedeutung im Rahmen des Syndroms noch nicht zu beurteilen ist (Balzereit).

Kombinationen von neurologischen, oft genetisch fixierten Symptomen mit Fettstoffwechselstörungen sind selten beschrieben worden. Der Ophthalmologe kennt ein myoretinales Syndrom (Bassen-Kornzweig): Heredoataxie, Retinitis pigmentosa und Abetalipoproteinämie. Harders u. Dieckmann publizierten 1963 aus unserer und der I. Med. Klinik (Prof. Bartelheimer) den ersten Fall eines Refsum-Syndroms in Deutschland (auf den wir wegen seines emg Befundes noch bei den Polyneuropathien zurückkommen werden; s. S. 27), bei dem sich eine Fettstoffwechselstörung (Kahlke) fand.

Die weiteren 6 Fälle von Kugelberg-Welander-Syndrom, also einer progressiven spinalen Muskelatrophie vom Beckengürteltyp, in der Berichtszeit — insgesamt untersuchten wir bis heute 14 Fälle — bereiteten emg und bioptisch keine diagnostischen Schwierigkeiten. Die Chronizität kam bei einer Manifestationszeit der Symptome von 8—20 Jahren zum Untersuchungszeitpunkt auch emg zum Ausdruck. Der Vorderhorncharakter der Schädigungen ließ sich durch sog. Rieseneinheiten objektivieren.

Klinisch war die Diagnose bei einem 19jährigen Mann (K. R., geb. 25. 1. 1944, 78/62) in Erwägung gezogen worden, der die Erstmanifestation seiner Beschwerden auf einen Unfall zurückführte und uns von der Orthopädischen Poliklinik zur Beurteilung überwiesen wurde. Stärkere Spontanaktivität bei der EMG-Untersuchung könnte in diesem Fall für eine relativ kurze Laufzeit der Erkrankung sprechen.

Die Bezeichnung „pseudomyopathische" Form der spinalen Muskelatrophie vom Typ Kugelberg-Welander stützt sich auf die Verteilung der Lähmungen und ein Fasciculieren ist nur selten zu beobachten. Die Krankheit verläuft gutartig. Die differentialdiagnostisch und vor allem prognostisch wichtige Entscheidung kann schon nach wenigen Nadelinsertionen emg gesichert werden!

b) Werdnig-Hoffmann
(u. sog. „myatones Syndrom")

Elektromyographische Besonderheiten
im Säuglings- und Kleinkindesalter

Die *frühinfantile spinale Muskelatrophie vom Typ* WERDNIG-HOFFMANN verläuft bösartig! Sie muß im Zusammenhang mit dem sog. „Oppenheim-Syndrom" (BRANDT) diskutiert werden. Diesem Syndrom liegt eine ätiologische Entität nicht zugrunde; man spricht besser vom *„Syndrom der Myatonia congenita" (= „congenitales myatones Syndrom")*. So lassen sich zwanglos alle Fälle mit *„congenitaler Hypotonie"* zunächst vorläufig kennzeichnen, bis sich aus dem Verlauf eine endgültige Diagnose ergibt.

Bei Erörterung der EMG-Probleme sei gleich hervorgehoben, daß im Säuglings- und Kleinkindesalter emg die seltene *„congenitale Myopathie"* nicht diagnostiziert werden kann: Eine wichtige Komponente bei der Bewertung, nämlich die Beurteilung des Grades der Willkürinnervation, gelingt in diesem Lebensalter nur selten. Auch eine Entspannung der Muskulatur tritt wegen des Schmerzes selten ein; manchmal gewinnt man den Eindruck, daß tatsächlich flüchtig entspannt sei, obwohl nicht sicher zu sagen ist, daß nicht doch eine gewisse Innervation stattfindet. Wenn man dies nicht bedenkt, kann man voreilig die sehr schmalen Aktionspotentiale dieses Lebensalters als Spontanaktivität in Form von Fibrillenpotentialen, d. h. als Zeichen der neurogenen Schädigung, fehldeuten. Verschmälerungen der Aktionspotentiale, als Ausdruck einer Myopathie, sind durch die EMG beim Säugling nicht meßbar, weil bisher noch keine Mittelwerte der Norm als Richtlinien für die Beurteilung der Aktionspotentiale im Säuglingsalter bekannt sind. Deswegen ist nach unserer Erfahrung im Säuglings- und Kleinkindesalter die Muskelbiopsie, unter Beachtung der von SEITZ (1963/65) aufgezeigten Indikationen, zu bevorzugen.

Eine orientierende emg Untersuchung sollte aber durchgeführt werden; eindeutig verbreiterte und für dieses Lebensalter zu große Aktionspotentiale schließen zumindest eine Myopathie aus. Ein derartiger EMG-Befund erlaubt jedoch nicht die Diagnose der maligne verlaufenden spinalen Muskelatrophie vom Typ WERDNIG-HOFFMANN, sofern nicht eindeutige Vorderhornzeichen registriert worden sind, nämlich Rieseneinheiten (Abb. 6, s. S. 78) oder sichere Denervationszeichen.

Fall 4: K., P., ♀, geb. 26. 2. 1959 (14548/62). Das 3¹/₃ Jahre alte adipöse Mädchen hatte bei unauffälliger Entwicklung im 11. Monat laufen gelernt. Nach einigen Monaten jedoch Watschelgang mit rasch zunehmender Schwäche im Beckengürtel. Gegen Ende des 2. Lebensjahres versagten die Beine völlig. Über der Hüfte ein kleines Hautangiom, in der Kreuzbeingegend vermehrt Behaarung. Internistisch nicht auffällig. Neurologisch: Stammuskulatur so geschwächt, daß Sitzen nicht möglich. Hüft- und Kniegelenke nicht aktiv bewegbar. Muskelatrophie trotz Adipositas erkennbar. Tonusminderung, PSR nicht auslösbar, die übrigen Reflexe noch zu erhalten. Liquor o. B. Histologischer Befund (Prof. SEITZ): Zwischen Fettgewebe der Quadricepsmuskulatur einige intakte und einige hochgradig atrophische Muskelfaserbündel. Sehr wahrscheinlich neurogene Muskelatrophie.

EMG-Befund: Multiple Nadelinsertion im Quadriceps, in den Fußhebergruppen, im Oberarm und orientierend auch im Unterarm möglich. An sämtlichen Ableitepunkten keine Spontanaktivität zu registrieren. Dagegen auffällig breite Aktionspotentiale, die mit Rücksicht auf das Alter als eindeutig verbreitert zu bezeichnen sind. Partiell auch polyphasische Deformierungen und auffällig amplitudenhohe Aktionspotentiale. Gleichartige auffällige Deformierungen der Aktionspotentiale auch an den oberen Gliedmaßen. Das Aktivitätsmuster bei Abwehr von Reizen ist nicht ausreichend zu beurteilen, so daß der Grad der Ausfälle motorischer Einheiten nicht angegeben werden kann. Urteil: Eindeutiger Verdacht auf neurogene Schäden, obwohl keine sicheren sog. Denervationspotentiale objektivierbar waren. Mit Sicherheit ist jedoch zu sagen, daß bei diesem Befund eine Myopathie differentialdiagnostisch nicht in Betracht kommt.

Das Mädchen hatte zum normalen Zeitpunkt laufen gelernt; erst Mitte des 2. Lebensjahres entwickelten sich proximalbetonte Paresen; die Muskelatrophien wurden lange durch Adipositas kaschiert. Emg kein Beweis für Vorderhornschädigung und auch keine positiven Denervationszeichen, was unter den erschwerten Ableitebedingungen jedoch nicht zur Annahme einer chronischen Verlaufsform der neurogenen Schädigung berechtigt. Die Muskelbiopsie stützte die Vermutung einer neurogenen Muskelatrophie.

Aus dem Gesamtbild wäre konventionell die Spätmanifestation einer infantilen spinalen Muskelatrophie im 2. Lebensjahr zu diagnostizieren; eine solche ist für das WERDNIG-HOFFMANN-Syndrom wiederholt in der Literatur beschrieben. Spätmanifestation setzt jedoch Identität des Prozesses bei den spinalen Muskelatrophien voraus, das ist aber bisher — auch nicht durch unsere klinischen Untersuchungen — noch nicht erwiesen.

Der Jahrzehnte während Streit um die Berechtigung einer Abgrenzung der gutartigen von der malignen Form infantiler spinaler Muskelatrophien wurde von den Morphologen unter Vernachlässigung des klinischen Bildes geführt. HOFFMANN wie auch OPPENHEIM ließen zunehmend Unsicherheiten in ihrer Beurteilung erkennen. STUTTE u. BRANDT teilten schließlich Ausheilungen mehrerer Fälle mit, bei denen ein „myatones Syndrom“ im Säuglingsalter diagnostiziert worden war. WALTON berichtete über 17 Kranke im Alter von 7—53 Jahren mit nur angedeuteten Restschwächen der Muskulatur, denen in 4 Fällen muskelbioptisch (lichtmikroskopisch) keine anatomischen Veränderungen korrespondierten. Ätiologisch sind die meisten Fälle sowohl auf eine spinale Muskelatrophie zurückzuführen, die nach BRANDT in $^1/_3$ und nach WALTON sogar zur Hälfte der Fälle intrafetal beginnen soll. Lediglich die progressive Form führt zu objektivierbaren Schäden der motorischen Einheiten im EMG, so daß aus pathologischen EMG- und histologischen Befunden nur die ungünstige Prognose erschlossen werden könnte. Die von KRABBE u. SLAUCK vertretene Ansicht, daß man von einem klinischen Oberbegriff, dem *„Syndrom der congenitalen Myatonie“* ausgehen sollte, erscheint uns zweckmäßig. Offenbar gibt es fließende Übergänge selbst zum Syndrom KUGELBERG-WELANDER; diese Ansicht wurde in den letzten Jahren auch durch Untersuchungen von HAUSMANOVA-PETRUSEWICZ gestützt. Der Verlauf scheint um so gutartiger zu werden, je später die Erstmanifestation der Störungen erfolgt.

Bei Säuglingen mit dem Syndrom der „congenitalen Hypotonie“ oder „floppy infants“ der angelsächsischen Literatur muß auch an erst in letzter Zeit gesicherte congenitale Myopathien gedacht werden. SHY u. MAGEE haben als erste auf derartige Frühmanifestationen mit überwiegend gutartigem Verlauf hingewiesen. Die Forschung ist hier im Fluß.

Wir haben in dem angegebenen Zeitraum bei 31 Kindern im Alter von 3 Monaten bis zum 5. Lebensjahr den Versuch einer diagnostischen Klärung „congenitaler myatoner Syndrome“ unternommen. Nur in 6 Fällen konnten wir emg mit ausreichender Sicherheit eine neurogene Schädigung von Vorderhorncharakter diagnostizieren. Viermal wurde dabei auch eine histologische Bestätigung herbeigeführt, bei den 2 anderen fehlt die Muskelbiopsie.

Bei 2 weiteren Kindern (92/59 u. 389/61, 50/62) ergaben EMG und Muskelbiopsie zusammen keinen wertbar pathologischen Befund bei dem klinischen Syndrom der congenitalen Myatonie. Bei den übrigen 23 Kindern war emg kein wertbar pathologischer Befund zu erheben — lediglich eine Myopathie konnte mit überwiegender Wahrscheinlichkeit ausgeschlossen werden.

Wir sahen uns also nur in 6 von 31 Fällen während der Berichtszeit in der Lage, eine eindeutige Prognose zu stellen, d. h. in 25 Fällen hielten wir eine Aussage über die Prognose nicht für vertretbar. Bei Anlegen wenig strengerer Kriterien (s. o. S. 16) könnten andere Untersucher sich vielleicht anders geäußert haben.

Deswegen taucht die Frage auf, ob nicht durch sehr oft wiederholte Untersuchungen mit zahlreichen Einstichen die Diagnose erzwungen werden kann, wozu wir oft aufgefordert worden sind. Eine Intensivierung der emg Untersuchung, d. h. Belästigung des Kindes nur um frühzeitig eine abschließende ungünstige Prognose zu stellen, halten wir nicht für vertretbar. Unsere Erkenntnisse sind so im Fluß, daß langfristige Verlaufsbeobachtung und nicht zu frühzeitige Muskelbiopsie u. E. sinnvoller sind.

Vereinzelt kann die EMG auch im Kleinkindesalter eine ungünstig gestellte Prognose dadurch entkräften, daß ein normales EMG registriert wird. Beim sog. „PRADER-WILLI-Syndrom" (G., F., ♂, geb. 30. 3. 1961, 334/63) bestehen „Pseudoparesen" bei antriebsarmen, imbecillen und adipösen Kindern. Diese lassen sich emg objektivieren, da während der Abwehrbewegungen auf Schmerzreize ein fast optimales Aktivitätsmuster zu registrieren ist. Ein derartiger EMG-Befund wäre bei einer spinalen Muskelatrophie, selbst gutartiger Verlaufsform, niemals möglich.

2. Syndrom der myatrophen Lateralsklerose

Die Abgrenzung weiterer Formen rein spinaler (motoneuronaler) Muskelatrophien ist umstritten. BODECHTEL u. seine Schüler halten an dem Typ VULPIAN-BERNHARD u. DUCHENNE-ARAN, bei denen es auch nach R. MÜLLER relativ günstige Verlaufsformen geben soll, fest. Jedoch sind auch diese Autoren der Ansicht, daß zumindest vom 40. Lebensjahr ab ein isolierter Schwund des motorischen Neurons ohne gleichzeitig auftretende Störungen im Pyramidenbahnsystem unwahrscheinlich wird. COLMANT hat auf die morphologisch fließenden Übergänge der Affektion beider Systeme, des Motoneurons und der Pyramidenbahn, verwiesen. Eine zwanglose Abgrenzung von Sonderformen hält auch COLMANT nicht für möglich.

Familiäre besonders günstige Verläufe der spino-bulbären Form, ohne Reflexsteigerung, sind von DITTEL sowie GREEN u. MAGEE beschrieben worden. Der von BODECHTEL noch abgegrenzte lumbo-sacrale Typ weist mit seiner ungünstigen Prognose aber die Verlaufscharacteristica der kombinierten Systemerkrankungen auf.

Wir halten es für ratsam, die Syndrom-Diagnose *„myatrophe Lateralsklerose"* (MALS = ALS) nicht gleich als Diagnose von Entitäten zu nehmen; die Aufgliederung dieser Reaktionsformen des Nervensystems wird erst mit Fortschreiten unserer Kenntnis über den Metabolismus sinnvoll werden.

Einen Gesamtüberblick über unsere emg Untersuchungsergebnisse bei den Systematrophien vermittelt die Tabelle 3.

Die Zusammenstellung der Ergebnisse zeigt, daß neben dem klinischen Befund das EMG für die Diagnose einer Systematrophie im Sinne der MALS in 34 Fällen maßgebend gewesen ist. Bei klinisch als Monoparese imponierenden Muskelatrophien konnte durch die EMG die Generalisation des Prozesses frühzeitig nachgewiesen werden. 6mal gelang die Sicherung erst durch Verlaufsbeobachtung. 6 Muskelbiopsien

Tabelle 3. *Bei klinischem Verdacht auf Systematrophie ergab das EMG:*
1960—1964

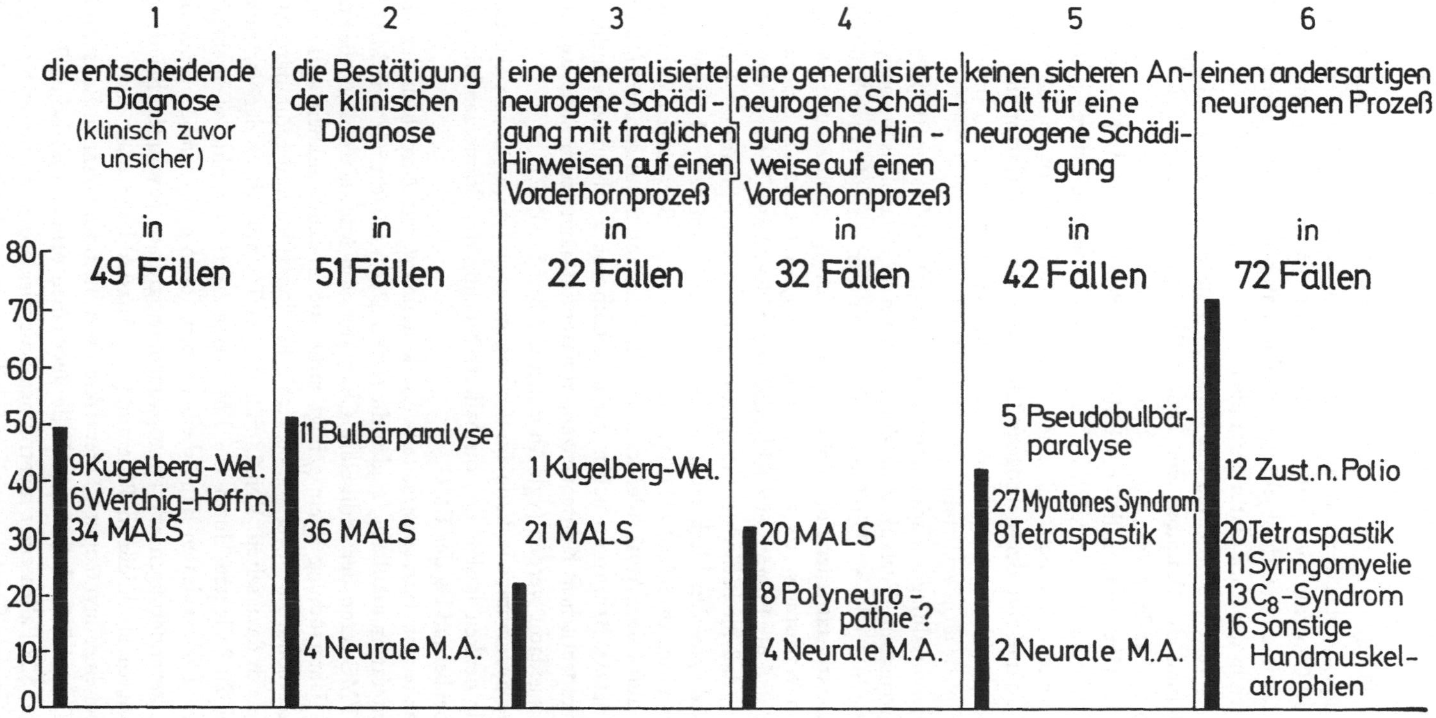

1	2	3	4	5	6
die entscheidende Diagnose (klinisch zuvor unsicher)	die Bestätigung der klinischen Diagnose	eine generalisierte neurogene Schädigung mit fraglichen Hinweisen auf einen Vorderhornprozeß	eine generalisierte neurogene Schädigung ohne Hinweise auf einen Vorderhornprozeß	keinen sicheren Anhalt für eine neurogene Schädigung	einen andersartigen neurogenen Prozeß
in	in	in	in	in	in
49 Fällen	51 Fällen	22 Fällen	32 Fällen	42 Fällen	72 Fällen
9 Kugelberg-Wel. 6 Werdnig-Hoffm. 34 MALS	11 Bulbärparalyse 36 MALS 4 Neurale M.A.	1 Kugelberg-Wel. 21 MALS	20 MALS 8 Polyneuropathie? 4 Neurale M.A.	5 Pseudobulbärparalyse 27 Myatones Syndrom 8 Tetraspastik 2 Neurale M.A.	12 Zust. n. Polio 20 Tetraspastik 11 Syringomyelie 13 C_8-Syndrom 16 Sonstige Handmuskelatrophien

erhärteten die Diagnose bei dieser Gruppe. Bei 36 Patienten haben wir emg die klinisch bereits weitgehend klare Diagnose bestätigt.

Für 11 Fälle von Bulbärparalyse konnten wir emg die nucleäre Genese der Erkrankung — überwiegend auch in der Zungenmuskulatur — nachweisen; die absteigende Generalisation ließ sich durch Denervationszeichen am Schultergürtel oder distal davon zusätzlich objektivieren, ohne daß bisher erkennbare klinische Funktionsstörungen in der Muskulatur bestanden.

Bei 5 weiteren Patienten mit bulbären Symptomen gewann durch den regelrechten emg Befund die Diagnose eine andere Richtung (Spalte 5, Tabelle 3), nämlich sog. Pseudo-Bulbär-Paralysen.

Bei 21 Untersuchten ließ der EMG-Befund zwar eine MALS erwägen, auf Vorderhornschädigung nur „verdächtige" Einzelsymptome rechtfertigen jedoch noch nicht, mit ausreichender Sicherheit auf einen Vorderhornprozeß zu schließen. In 20 weiteren Fällen konnte nur der neurogene Charakter der Muskelatrophien bestätigt werden, emg ließen sich richtungweisende lokaldiagnostische Kriterien innerhalb der motorischen Einheit nicht ermitteln.

Differentialdiagnostisch kommt in der Gruppe der Systematrophien mit ungewöhnlich chronischem Verlauf dem Zustand nach Poliomyelitis besondere Bedeutung zu (12 Fälle in 5 Jahren). Die Rieseneinheiten pflegen besonders stark ausgeprägt zu sein; Spontanaktivität jeder Form fehlt, wenn es sich um einen älteren Defekt handelt. Sowohl im Wachstums- als auch im Rückbildungsalter kann die Restparese stärker empfunden und als Progredienz fehlgedeutet werden. Emg läßt sich die Frage sofort entscheiden, daß die befürchtete Progredienz nur eine scheinbare ist. Eine objektivierbare spinalbedingte Verschlechterung insbesondere in Form der „Myatrophia spinalis postpoliomyelitica chronica" (HALLEN) haben wir in der Berichtszeit nicht gesehen.

Bei auffälligen Muskeldefekten am Oberarm und Schultergürtel (18 Patienten vom Typ VULPIAN-BERNHARD haben wir innerhalb von 5 Jahren untersucht) sollte, wegen der therapeutischen Konsequenzen, differentialdiagnostisch stets an eine chronische Myositis gedacht werden (vgl. Abschnitt C 3 bes. S. 51/52).

Eine Syringomyelie kann im Anfang gelegentlich an eine systematische Muskelatrophie denken lassen. Die dissoziierte Störung der Schmerzempfindung ergibt sich als Nebenbefund bei der EMG.

Kranke mit Tetraspastik, teilweise kombiniert mit Atrophien der kleinen Hand- und Unterarmmuskulatur, sind nicht selten. Der Verdacht auf eine MALS taucht auf. Durch EMG kann der radikuläre Charakter von Muskelatrophien bewiesen werden; die Rö.-Untersuchung allein genügt nicht, die Systemkrankheit auszuschließen, denn die Osteochondrose ist häufig, cervicale Myelopathien und radikuläre Atrophien sind im Vergleich dazu selten. Von 28 Fällen einer Tetraspastik in der Verlaufszeit konnten wir bei 20 Patienten durch die EMG eine Systematrophie weitgehend sicher ausschließen. Die cervicalen Bandscheibenprotrusionen und raumbeengende osteochondrotische Veränderungen im Pantopaquemyelogramm gewannen bei diesen 20 Fällen erst dadurch abschließend Bedeutung. — Spastik kann aber auch das initiale Leitsymptom einer myatrophen Lateralsklerose sein! BODECHTEL u. ERBSLÖH berichten bei einem Drittel ihrer Münchener Fälle über einen primär spastischen Typ. LEHNHARDT hat unter 128 Fällen einer myatrophen Lateralsklerose an unserer Klinik nur in 9 Fällen eine initiale Spastik ermittelt. Wir haben in der Berichtszeit bei 8 Fällen mit ausgeprägter Tetraspastik zunächst keine Denervationssymptome gefunden; erst bei Verlaufskontrollen kam die Schädigung des Motoneurons zunehmend zum Ausdruck. Man kann also ohne Verlaufsbeobachtung durch eine Querschnittsuntersuchung eine Systematrophie noch nicht ausschließen (Spalte 5 u. 6, Tabelle 3). — In derartigen Fällen spricht der Nachweis radikulärer cervicaler Störungen für die Annahme einer cervicalen Myelopathie, der Nachweis, evtl. klinisch latenter multilokulärer Störungen der Motoneurons, für eine Systemaffektion. Allerdings beweist der emg Ausschluß einer Schädigung motorischer Einheiten keineswegs, daß es sich nicht doch um die Initialphase einer Systematrophie handeln kann.

Sofern eine neurogene Schädigung sich auf eine C8-Wurzel beschränkt und emg keine eindeutigen Hinweise auf einen Vorderhornprozeß zu registrieren sind, muß bei vielfältigen ursächlichen Möglichkeiten des C8-Syndroms u. E. jede diagnostische Festlegung bei der Erstuntersuchung zurücktreten zugunsten einer Verlaufsbeobachtung. 13 Patienten mit einem C8-Syndrom, davon viermal doppelseitig, haben wir in der Berichtszeit mehrmals untersucht, weil klinisch der Verdacht auf eine beginnende Systematrophie angesprochen worden war.

Schließlich seien im Rahmen von Ausschlußuntersuchungen noch 16 weitere Fälle mit distalbetonten Muskelatrophien der oberen Gliedmaßen erwähnt. Symmetrische Streckerparesen des 4. und 3. Fingers beobachteten wir bei einer luischen Pachymeningitis (R., W., ♂, geb. 7. 1. 1907, 17116/61). Bei 4jähriger Verlaufsbeobachtung konnten wir nach Penicillin-Therapie keine weitere Progredienz der Paresen feststellen. ERBSLÖH hat einen ähnlichen Fall mitgeteilt, der sich aus dem Verlauf jedoch als aufsteigende Systematrophie mit dem Nebenbefund einer luischen Infektion erwiesen hatte. In solchen Fällen kommt es darauf an, emg zu prüfen, ob die neurogene Störung generalisiert ist. Wir haben in der Berichtszeit einmal in einem solchen Fall (B., H., ♂, geb. 3. 10. 1923, 221/63, 274/64) die Generalisation bei der klinisch isoliert erscheinenden symmetrischen unteren Radialislähmung beobachtet. Eine symmetrische untere Radialislähmung gilt als Frühsymptom der spinalen Muskelatrophie vom Typ DUCHENNE-ARAN (vgl. auch ERBSLÖH).

Eine Muskelatrophie im zuvor gesunden Bein eines einseitig Oberschenkelamputierten kann zu den größten Besorgnissen Anlaß geben. So wurde uns ein derartiger Fall als MALS zugewiesen. Wir fanden in der Tat frische Denervationszeichen, die ohne Seitenvergleichsmöglichkeit aber auf den Versorgungsbereich des N. ischiadicus im rechten Bein begrenzt waren. Durch die Verlaufsbeobachtung wurde unsere klinische und emg Diagnose bestätigt, daß es sich lediglich um eine Druckschädigung des N. ischiadicus am rechten Oberschenkel infolge Fehlbelastung durch die linksseitige Oberschenkelprothese handelte (Dr. St., P., ♂, geb. 23. 5. 1919, 23056/62). Über Reinnervation kam es zur günstigen Defektheilung im Verlauf des 2. Jahres.

Insgesamt konnte der klinisch geäußerte Verdacht auf das Syndrom einer myatrophen Lateralsklerose bei 102 Patienten (Spalte 1—3, Tabelle 3) durch das Ergebnis der EMG gestützt werden. In 77 Fällen sprach das EMG gegen die klinische Zuweisungsdiagnose „Systemerkrankung", durch das EMG wurden also die differentialdiagnostischen Überlegungen entscheidend beeinflußt. Die EMG kann eine Prozeßgeneralisation erfassen, oft Monate vor ihrer klinischen Manifestation.

Die wesentlichste Frage des Klinikers sollte jedoch lauten: Besteht aufgrund des EMG-Befundes ein berechtigter Zweifel an der klinischen Vermutung einer beginnenden Systematrophie?

3. Neurale Muskelatrophie

Zur Problematik der EMG und Muskelbiopsie bei chronisch neurogenen Prozessen

Die seltene Erkrankung „neurale Muskelatrophie" muß differentialdiagnostisch bei distalen atrophischen Paresen chronischer Verlaufsform in Erwägung gezogen werden. Die unterschiedlichen morphologischen Befunde, die im Schrifttum mitgeteilt worden sind, hat Seitz anhand eigener Untersuchungsergebnisse darauf zurückgeführt, daß die Autoren unterschiedliche Stadien untersucht hätten. Die unspezifischen Gewebsveränderungen nehmen im Laufe der Krankheit zu, während im Frühstadium der neurogene Charakter meist deutlicher zum Ausdruck komme.

Vor ähnlichen Schwierigkeiten steht auch die EMG. Spontanaktivität als sicherer Hinweis auf einen noch wirksamen neurogenen Prozeß ist selbst bei systematischem Absuchen der Muskulatur nur während der ersten Jahre nach Manifestation einer derart chronisch verlaufenden neurogenen Muskelatrophie auffindbar. Indirekte Zeichen einer neurogenen Schädigung, wie Lichtung des maximalen Innervationsmusters oder Verbreiterung der Aktionspotentiale haben allein keine Beweiskraft für einen noch progredienten chronischen Prozeß. Es könnte sich auch um einen älteren neurogenen Defektzustand nach akuter und längst abgeklungener peripherer Nervenschädigung handeln. Immerhin ist emg eine Verkennung der neurogenen Störung als Myopathie nicht möglich.

Eindeutige Zeichen eines chronischen Denervationsprozesses konnten wir in der Berichtszeit nur bei 4 Patienten mit der Verdachtsdiagnose einer neuralen Muskelatrophie feststellen; die Krankheitsdauer betrug noch nicht 10 Jahre. In 2 weiteren Fällen reichte die nur orientierend zugelassene emg Untersuchung nicht zur Auffindung von sicheren Symptomen einer neurogenen Schädigung aus. Bei 4 älteren Patienten ließ sich nur ein Verdacht auf distalbetonte neurogene Muskeldefekte leichten Grades äußern, der mit der klinischen Diagnose zwar zu vereinbaren ist, sie aber nicht stützen kann.

EMG und Muskelbiopsie leisten bei Systematrophien Unterschiedliches. Bei der Gewebsdiagnostik geht es um die Frage: Neurogene Atrophie oder primäre Muskelerkrankung? Die Schwierigkeiten für die EMG liegen allein in der Entscheidung über den Angriffsort der Störung innerhalb des Motoneurons. Seitz errechnete 1963 aus dem histologischen Material unserer Klinik von 15 Jahren für die Gruppe der Systematrophien die Fehlerquote für die Gewebsdiagnostik mit 20%. Bei chronischen Verläufen bereitet die Beurteilung der Muskelexcisa dem Pathologen besondere Schwierigkeiten (u. A. Fall 2). Seitz hat unter Hinweis auf Wohlfahrt und andere die Gründe für die Verwechslungsmöglichkeit mit primären Muskelerkrankungen herausgearbeitet (1963/64).

Etwa gleichzeitig hat Mittelbach seine Studien über „die Begleitmyopathie bei neurogenen Atrophien" durchgeführt. Dabei konnte er nachweisen, daß die oft den neurogenen Grundprozeß mit felderförmiger bzw. gruppierter Muskelatrophie überdeckenden parallel laufenden degenerativen Muskelfaserveränderungen sich ausschließlich am intakten Muskelparenchym abspielen. Der unspezifische Charakter der sekundären Myopathien bei neurogenen Muskelatrophien wird in dieser Studie durch Analyse der pathogenetischen Faktoren eindeutig dargelegt.

Die Probleme der histologischen Gewebsdiagnostik liegen darin, daß stadienabhängig die sekundären dystrophischen Veränderungen in dem kleinen Gewebsabschnitt die Fehldiagnose eines „myopathischen Gewebssyndroms" begünstigen. — Seitz hat eindeutig herausgestellt, daß im Gegensatz zur Spezifität des „myositischen" und des „neurogenen Gewebssyndroms" der histologische Befund eines rein „degenerativen Parenchymschadens" nicht als beweisend für eine Myopathie angesehen werden darf, eine Myositis und selbst eine neurogene Muskelatrophie können keinesfalls als ausgeschlossen gelten. — Dieses Faktum ist leider nicht allen Klinikern bekannt oder bewußt.

Für die EMG sind die Voraussetzungen zur Erfassung derartig geringfügiger Begleitmyopathien nicht gegeben (vgl. S. 36, 37), während Ausfälle motorischer Einheiten infolge der neurogenen Grundstörung nicht zu übersehen sind. Die Verkennung einer spinalen Muskelatrophie als Myopathie ist emg praktisch unmöglich!

Für die diagnostische Abgrenzung der Systematrophien gegenüber den Myopathien bietet die EMG also zweifellos die größte Sicherheit. Auf eine Muskelbiopsie kann daher bei eindeutigem EMG-Befund und bei Übereinstimmung mit der Klinik verzichtet werden.

B. Gruppe der Polyneuropathien

Gleichzeitig Stellungnahme zur Ausbildung in der klinischen EMG

Für die Diagnose und Differentialdiagnose der Polyneuropathien spielt die EMG eine geringe Rolle; die Diagnose ist — im Gegensatz zu den Systematrophien — mit den Mitteln der gewöhnlichen Untersuchung meist ausreichend zu sichern. Die Aufgabe wird allerdings schwer, wenn ungemein chronische und vorwiegend motorische metabolische Polyneuropathien (Polyneurosen Janzen, Balzereit) vorliegen (z. B. Refsum-Syndrom). Dann kann das EMG Bedeutung gewinnen, ebenso dann, wenn die Beteiligung des Motoneurons überhaupt erst nachgewiesen werden muß (z. B. bei den sog. „polyneuritischen Formen" der Myelopathien). Die EMG muß außerdem eingesetzt werden, um Schweregrad der Schädigung, Ausbreitung und — vor allem — Reinnervationstendenzen zu beurteilen. (Über die Bedeutung der frühzeitigen Erkennung der Reinnervation für die Therapie, s. S. 26.)

Der emg Untersuchung kommt bei der Funktionsbeeinträchtigung peripherer Nerven auch dadurch Bedeutung zu, daß gegenüber einer systematischen Ausbreitung eine Begrenzung der Schädigung auf das Innervationsgebiet eines Nerven, Plexus oder von mehreren Wurzeln gefunden wird, weil dann die Suche nach der Allgemeinkrankheit zurücktritt gegenüber den *diagnostischen Bemühungen um den Lokalfaktor* (Fall 8).

Ausbreitung und Art der Spontanaktivität sind bei den Polyneuropathien von Bedeutung, das Aktivitätsmuster spiegelt den Grad der Schädigung der Muskulatur. Vergleichbare Filmaufzeichnungen sind nicht möglich, weil bei Kontrollen nicht die gleiche Nadellage zu erreichen ist. Aus den Lokalbefunden läßt sich bei mehrfachen Nadelverlagerungen der *Schädigungsgrad* einer Muskelgruppe aber gut beurteilen und *im Protokoll* derart fixieren, daß sich für *denselben Untersucher* — und mit gewisser Fehlerbreite auch für einen anderen — vergleichbare Unterlagen für den Verlauf ergeben.

Fein-polyphasisch aufgesplitterte Aktionspotentiale niedriger Amplitude sind bei kontinuierlichem Rückgang der Spontanaktivität als sichere *Zeichen der Reinnervation* zu werten. Derartige *Reinnervationspotentiale* ermöglichen gleichzeitig die sichere Entscheidung, daß die neurogene Schädigung in dem Neuriten lokalisiert sein muß und nicht im Vorderhorn. Eine Abgrenzung der rein motorischen Polyneuropathie gegen die Systematrophien ist somit gewährleistet.

Ein vermehrt polyphasischer Charakter der Aktionspotentiale bedeutet jedoch nicht in jedem Fall Reinnervation! Der Ausfall von Untereinheiten kann über Herabsetzung der Faserdichte zur Aufsplitterung des Summationspotentials führen (BUCHTHAL). Die Ableitung auch verschmälerter Aktionspotentiale wird auf der Basis einer derartigen Verkleinerung der motorischen Einheit im Frühstadium von Polyneuropathien verständlich. Die Reinnervation, die überwiegend zu einer Vergrößerung des Territoriums motorischer Einheiten führt, benötigt Zeit, so daß eine signifikante Verbreiterung von Aktionspotentialen in der akuten Phase einer Polyneuritis nicht zu erwarten ist. — U. E. haben derartige Befunde nichts mit einer distalen Lokalisation der Schädigung im peripheren Nerven zu tun, wie dies von vielen Autoren angenommen wird. — Differentialdiagnostische Unsicherheiten gegenüber einer Myopathie ergeben sich auch ohne ergänzende Prüfung der Nervenleitgeschwindigkeit bei akuten Formen der Polyneuritis nicht.

Im 2. Halbjahr führt der Reinnervationsprozeß bei jeder Form einer Schädigung des Motoneurons zu einer Vergrößerung des Territoriums der motorischen Einheiten (BUCHTHAL u. ROSENFALCK). Die Untersuchung stoffwechselbedingter oder sonstiger chronischer Polyneuropathien erfolgt überwiegend in diesem Stadium, das durch eine eindeutige neurogene EMG-Symptomatik geprägt ist.

Die für Vorderhornprozesse charakteristischen Rieseneinheiten sind bei peripheren Nervenschäden nicht zu beobachten. Fasciculationspotentiale und eine Synchronisation motorischer Einheiten sind bei den chronischen Polyneuropathien selten. (Vgl. S. 10/11.)

Die Ausnützung der EMG für die Klinik der Polyneuropathien setzt also Übung voraus. Die notwendige Erfahrung ist m. E. frühestens nach halbjähriger täglicher Beschäftigung mit der Nadel-Elektromyographie zu gewinnen. Nur wer zahlreiche Verlaufsbeobachtungen über die *Denervations- und die Reinnervationsstadien nach traumatischer Nervenschädigung* unsicheren und bekannten (nach Nervennaht) Grades miterlebt hat, erwirbt die *Erfahrung,* ganz allgemein *den jeweiligen Schädigungsgrad von Muskelgruppen zu beurteilen.* (Abb. 9, s. S. 79—81.) Deswegen kann die klinische EMG nur in Laboratorien einer Klinik/Poliklinik *mit großem Durchgang* erlernt werden.

Die Erfahrung eines durchgebildeten Klinikers mit der Methode bildet die Basis für die Beurteilung strittiger klinischer Probleme (s. u. S. 49/50, 52: exogene Myopathien). Die EMG als Funktionsdiagnostik in der Hand des Klinikers ist u. E. statistischen Mittelwertbildungen in Speziallaboratorien vorzuziehen, solange man sich der Grenzen der klinischen EMG bewußt bleibt (vgl. S. 30/31).

1. Die überwiegend motorischen Polyneuropathien

Bedeutung der EMG für Prognostik und Therapie

a) Motorische Polyneuropathien

Die seltenen rein motorischen Polyneuropathien können erhebliche differential-diagnostische Schwierigkeiten bereiten:

Fall 5: R., U., ♀, geb. 9. 1. 1936 (10428/63). Die 27jährige in Persien verheiratete Frau soll im Februar 1962 nach einer längeren Autofahrt akut mit Kopfschmerz, Erbrechen und Magen-krämpfen erkrankt sein und in den nächsten Tagen unter Schmerzen und Parästhesien in den distalen Gliedmaßen über zunehmende Schwäche geklagt haben. Neurologischerseits wurde in Teheran bei angeblicher Reflexabschwächung, mäßiger Eiweißerhöhung und regelrechter Panto-paquemyelographie eine Polyradiculitis angenommen. Mangels Besserungstendenz erfolgte die Verlegung nach Deutschland. Ihr Essen war besonders zubereitet worden, eine Intoxikation war nicht zu ermitteln. Gangbild und Körperschwäche wurden so stark von Verdeutlichungs-tendenzen beherrscht, daß ambulante Untersuchungen keine Urteilsbildung ermöglichten, zu-mal deutliche Muskelatrophien oder sichere Reflexabschwächungen nicht festzustellen waren. Keine Sprachstörungen. Thorakale Blockwirbelbildung, Kopfschmerzen seit der Kindheit. Be-richt über plötzliche Tonusverluste. Ein Prozeß in der cervico-occipitalen Übergangsregion war in Erwägung zu ziehen, zumal auch eine fragliche Abducensschwäche bestand. Eine Ver-schiebung im Elektrolythaushalt war als Ursache der Adynamie auszuschließen. Keine Panto-paquereste, eine geringfügige Vermehrung von Eiweiß und Zellen im Liquor waren nach den Eingriffen nicht pathologisch wertbar. Erst aufgrund des EMG-Befundes wurde der organische Kern der Gangstörungen erkannt.

Wiederholte internistische Durchuntersuchungen erbrachten außer einer Colica mucosa und entsprechender Eosinophilie keine pathologischen Befunde. Vorübergehend Antistreptolysin-titer erhöht. Durchuntersuchung im Tropeninstitut erbrachte keine Gesichtspunkte. Nikotin-abusus, kein Tablettenmißbrauch, keine sicheren Symptome einer Intoxikation.

EMG-Befunde: 8. 5. 63 lebhafte Spontanaktivität überwiegend in Form positiver mono-phasischer Potentiale an sämtlichen Gliedmaßen unter distaler Betonung nachweisbar. In der Fußhebergruppe auch auf Schmerzreiz nur 1—2 polyphasisch deformierte Resteinheiten pro Ableitepunkt erfaßbar. Fleckförmige Spontanaktivität auch im Quadriceps. Urteil: Florider generalisierter stark distal- und beinbetonter Denervationsprozeß, in der Streckergruppe am Unterschenkel am stärksten ausgeprägt.

Bei weiteren Kontrolluntersuchungen bestätigte sich der Verdacht auf eine distalbetonte Hypalgesie, zumindest an den unteren Gliedmaßen. Letzte Kontrolle 20. 8. 63: weitere Besserung der Spontanaktivität, die deutlich nur noch in der Fußhebergruppe linksseitig bei der überwiegenden Zahl der Nadelinsertionen in Erscheinung tritt. Zunahme der polyphasisch aufgesplitterten Einheiten. Fehlinnervationstendenzen verhindern noch immer eine Abschätzung des Grades der Ausfälle motorischer Einheiten. An der kleinen Handmuskulatur wird fast Interferenzcharakter erreicht, hier auch keine Spontanaktivität mehr. Urteil: Deutliche Bes-serung emg objektivierbar durch Abnahme der Spontanaktivität und Nachweis von Reinnerva-tionspotentialen.

Zu späteren Nachuntersuchungen bot sich uns keine Gelegenheit, lediglich von der Re-habilitationsklinik wurde uns über eine weitgehende Normalisierung des Gangbildes berichtet.

Die Grundstörung ist bei der 27jährigen Frau als eine vorwiegend motorische Poly-neuropathie aufzufassen, die dadurch maskiert wurde, daß es innerhalb von Monaten nicht zu auffälligen Muskelatrophien und auch nicht zu einem Reflexschwund ge-kommen war. Eine Intoxikation konnte zwar vermutet, aber nicht erwiesen werden. Auf der Basis vielfältiger familiärer Schwierigkeiten und einer organischbedingten Leistungsinsuffizienz hatten sich zunehmend Verdeutlichungstendenzen so stark in den Vordergrund geschoben, daß die Gefahr bestand, den organischen Kern ganz zu über-sehen. Andererseits ließen thorakale Blockwirbelbildung, eine lange Kopfschmerzanamnese, fragliche Doppelbilder und der Beginn der Krankheit nach einer längeren Autofahrt an eine kombinierte Fehlbildung des Zentralnervensystems in der cervico-occipitalen Übergangsregion denken. Das EMG führte, neben den sonstigen Ausschlußuntersuchungen zu der überraschenden Klärung: eindeutig neurogene Grundstörung in Form einer distalbetonten Polyneuropathie ungeklärter Ätiologie. Die Reinnervationstendenz schloß eine Systematrophie aus.

Die eindrucksvollen emg Verlaufsbeobachtungen bei einem 46jährigen Landwirt (Oe., A., ♂, geb 2. 1. 1916, 1452/62), der an hochgradigen Lähmungen 6 Wochen nach einer Schluckimpfung erkrankt war, sollen in Einzelheiten nicht wiedergegeben werden. Trotz eines Intervalles war eine Impfkomplikation angenommen worden, und zwar ein sog. polyneuritischer Typ. Hier genügten Verlauf und klinische Kriterien zwar weitgehend, um eine Poliomyelitis auszuschließen. Sicherheit gibt die EMG-Untersuchung: die Kriterien der Vorderhornschädigung fehlten. Eine kontinuierliche Abnahme der hochgradigen Spontanaktivität im Verlauf vieler Monate und ein zunehmend vermehrt polyphasischer Charakter der Aktionspotentiale bestätigten die Diagnose einer motorischen Polyneuropathie. Sie heilte innerhalb eines Jahres mit Defekt aus. Das EMG deckte auf, daß diese Defekte umfangreicher waren, als man der guten Anpassung und dem klinischen Befund vermutet hatte. Diese letzte Feststellung ist aus folgendem Grunde von Bedeutung: unter besonderen Belastungen oder bei einer vitalen Schwäche durch Krankheit oder Lebensphase kann „Verschlimmerung" angemeldet werden. Sie ist nach EMG-Kontrolle dann als Dekompensation latenter Schwächen zu beurteilen.

Bei der überwiegenden Zahl der Polyneuropathien pflegt die emg erkennbare Besserungstendenz dem entsprechenden klinischen Effekt um Wochen vorauszueilen, das EMG erweist sich somit — ähnlich wie bei den traumatischen Nervenschäden — als wesentliches Hilfsmittel der *Prognostik*. Die daraus resultierende Sicherheit des Arztes ist für die Führung des Patienten nicht ohne erhebliche Bedeutung. Besonders bei chronisch aufsteigenden Lähmungen tritt eine Befreiung aller Beteiligten ein, wenn erkannt worden ist, daß der Höhepunkt wahrscheinlich bereits überwunden ist.
Abnahme von Spontanaktivität und Ausbreitung von Reinnervationszeichen sind sichere Symptome für eine günstige Prognose (vgl. S. 23/24).
Selbst eine optimale Reinnervation führt aber nicht zwangsläufig zur völligen Wiederherstellung der Funktion (GUTTMANN), Verlaufsbeobachtungen nach peripheren Nervenverletzungen oder nach Nervennaht lassen dies besonders deutlich erkennen (PUFF).
Die Art der zweckmäßigen Nachbehandlung peripherer Nervenschäden kann heute durch emg Verlaufskontrollen weitgehend mitbestimmt werden. Die in ihrem Faserbestand rarifizierten und angeschädigten Muskelgruppen dürfen weder in der Frühphase durch krankengymnastische Übungen zu stark belastet werden noch in der Besserungsphase. Die frisch einsprossenden Nervenfasern bedürfen über die Phase der Ausbildung neuer motorischer Endplatten hinaus der Schonung. *Erst nach weitgehend abgeschlossener Reinnervation* wird die intensive Kräftigungsbehandlung und Elektrotherapie sinnvoll, vorher ist eine Schädigung nicht ausgeschlossen. Diese aus der Verlaufsbeobachtung nach peripheren Nervenverletzungen gewonnene Erfahrung hat sich, sinngemäß auf die Behandlung der Polyneuropathien übertragen, in unserer Klinik bewährt.

b) Gemischte Polyneuropathien

Bei sehr chronisch verlaufenden Polyneuropathien kann der emg Nachweis einer neurogenen Störung schwierig werden. Dies gilt besonders für die genetisch bedingten metabolitischen Polyneuropathien, z. B. familiäre Paramyloidose oder das REFSUM-Syndrom.

HARDERS u. DIECKMANN konnten sich bei der Mitteilung des ersten von uns in Deutschland beobachteten Falles einer sog. „Heredopathia atactica polyneuritiformis REFSUM" nur auf das Ergebnis der Muskelbiopsie stützen.

Fall 6: M., W., ♂, geb. 8. 9. 1942 (27189/61). Bei der Schwester Nachtblindheit seit der Schulzeit bekannt. Schwäche der Fußrandheber ist bei ihr erst bei der Familienuntersuchung aufgefallen.

Frühkindliche Entwicklung des Patienten bis auf Nachtblindheit o. B. Beginn der Störungen August 1961 mit Schwächegefühl in beiden Beinen und Schmerzen in den Kniegelenken. Anläßlich einer orthopädischen Untersuchung Feststellung von dysplastischen Veränderungen in beiden Kniegelenken, beiderseits Hohlfußbildung und hochgradige Einschränkung des Ganges auf den Hacken. Überweisung zur neurologischen Untersuchung.

Internistischerseits Verminderung der Serumlipide und uncharakteristische EKG-Veränderungen. Ophthalmologisch: Atypische Retinitis pigmentosa (Prof. PABST). Röntgenologisch: Deformierung der gelenkbildenden Anteile beider Kniegelenke (Prof. TÄNZER).

Neurologischer Befund: Außer Hohlfußbildung beiderseits keine auffälligen konstitutionspathologischen Stigmata. Angedeutete Miose der Pupillen, jedoch normale Licht- und Convergenzreaktion. Sonst Hirnnerven o. B. Hochgradige Abschwächung der Dorsalextension beider Füße, partiell auch arthrogen, Zehen- und Hackengang unmöglich. Keine auffälligen isolierten Atrophien. Muskeltonus normal. Patellarsehnenreflexe beiderseits hochgradig abgeschwächt. Achillessehnenreflex nicht auslösbar. Sonst normale Reflexe. Keine objektivierbaren Sensibilitätsstörungen. Keine cerebellären Symptome. Auch übriger neurologischer Befund regelrecht. Extreme Liquoreiweißvermehrung (zisternal 130—200 mg-%, lumbal 200—330 mg-%) ohne Pleocytose oder Verschiebung im Elektrophoresediagramm, Xanthochromie im cisternal und lumbal entnommenen Liquor.

Muskelbiopsie: Zeichen der neurogenen Muskelatrophie im M. peronaeus brevis (Prof. SEITZ).

EMG-Befund: In den Fußhebergruppen beiderseits nirgends Spontanaktivität auffindbar! Überall regelrechter Ablauf der Aktionspotentiale. Bei Willkürinnervation wird unter frühzeitigem Gegendruck ein Interferenzcharakter erreicht, der aktiv, offenbar auch arthrogen bedingt, bei einem Winkel von 110° nicht mehr zur Darstellung kommt. Bei Ableitung aus der Waden- und Quadricepsmuskulatur ebenfalls keine Spontanaktivität, regelrechter Ablauf der Aktionspotentiale.

Bei Kontrolle: Keine wertbare Spontanaktivität im M. tibialis anterior; geringfügige Ausfälle motorischer Einheiten nicht auszuschließen. Eine systematische Untersuchung der kleinen Fußmuskulatur mußte abgebrochen werden, da zu schmerzhaft.

Urteil: In Fußhebergruppe bds. keine Schädigung der motorischen Einheit objektivierbar. Supranucleare Parese bei verminderter Willkürinnervation und Hohlfußbildung möglich. Quadriceps und kleine Handmuskulatur o. B. Bei 3. Kontrolle innerhalb von 2 Wochen geringfügige Spontanaktivität im M. tibialis anterior wahrscheinlich als Folge früherer Nadelinsertionen aufzufassen! Geringfügige Ausfälle motorischer Einheiten nicht sicher auszuschließen. Systematische Untersuchung der kleinen Fußmuskulatur und weitere Kontrollen nicht zumutbar. Urteil: Unverändert kein wertbarer Befund zu erheben, der als Beweis für eine neurogene Schädigung im Bereich beider Unterschenkel angesprochen werden könnte.

Emg stehen wir vor der gleichen Schwierigkeit wie bei der neuralen Muskelatrophie bzw. der progressiven hypertrophischen Neuritis. Die Veränderungen in den motorischen Einheiten laufen offenbar zu langsam ab, um mit Nadelelektroden extracellulär sicher erfaßt werden zu können.

Das in unserem REFSUM-Fall positive Ergebnis der Muskelbiopsie darf, entsprechend den allgemeinen histologischen Erfahrungen bei der neuralen Muskelatrophie, nur als glücklicher Umstand angesehen werden. SEITZ hat nämlich 1963/65 dargelegt, daß beim Syndrom der Polyneuropathie eine nur 50%ige Treffsicherheit der histologischen Diagnose erwartet werden kann. Der Parenchymschaden ist nämlich durch die Beteiligung fast aller Fasern der Nerven so diffus, daß die Characteristica des neurogenen Gewebssyndroms, der felderförmige Ausfall motorischer Einheiten, verwischt werden. Die Indikation zur Muskelbiopsie ist bei Polyneuropathien also nur in Sonderfällen gegeben.

Bei den ungemein chronischen Formen der Polyneuropathien sind beide Methoden, EMG und Muskelbiopsie anwendbar, obwohl die Ergebnisse unsicher sind. Im übrigen aber überragt die EMG die Muskelbiopsie, weil sie vielfältige Rückschlüsse ermöglicht.

Die nachfolgende Kasuistik soll den Einsatz der EMG bei exemplarischen „Problem"-Fällen beleuchten.

Fall 7: St., K., ♀, geb. 29. 3. 1908 (poliklin. Untersuchung 22. 8. 1963). Entsprechend den Angaben der Patientin Mittelfußfraktur links am 1. 7. 1963. Seither habe sie zunehmend unter einer Fußheberschwäche an dieser Seite zu leiden. Keine Ischias in der Anamnese und keine sonstigen Muskelschwächen.

Internistisch und neurologisch o. B. bis auf Unfähigkeit zum Hackengang links. Da Schmerzen im Mittelfuß bestanden, konnte eine sog. schmerzbedingte Parese von Bedeutung sein. Keine Sensibilitätsstörungen, die auf das Peronaeusgebiet zu beziehen waren. Zum Ausschluß einer lagerungs- oder zerrungsbedingten partiellen neurogenen Schädigung wurde die EMG-Untersuchung für den 29. 8. 1963 vereinbart.

EMG-Befund: Bei multiplen Ableitungen aus der linken Fußhebergruppe und der linken Wadenmuskulatur finden sich allgemein hochgradige Ausfälle motorischer Einheiten und lebhafte Spontanaktivität. Meist nur polyphasisch deformierte Einzelaktionspotentiale zu registrieren. Auch in der rechten Unterschenkelmuskulatur partiell lebhafte Spontanaktivität und stellenweise deutliche Ausfälle motorischer Einheiten, besonders auch in der Wadenmuskulatur. Im rechten Quadriceps bei 3 Ableitungen regelrechter Befund. Kleine Handmuskulatur bds. bei orientierender Kontrolle (Abductor pollicis und Hypothenar) emg o. B.

EMG-Diagnose: Im Bereich der unteren Gliedmaßen bds. unter linksseitiger Betonung und nach distal zunehmend florider Denervationsprozeß mit stellenweise bereits hochgradigen Ausfällen motorischer Einheiten. Ein vom Fußtrauma linksseitig unabhängiger neurogener Prozeß kann damit als gesichert gelten.

Die Untersuchte gab zu, daß eine gewisse Fußschwäche linksseitig doch schon länger bestanden haben könnte, und daß sie auch vor dem Unfall schon zweimal im Fußgelenk umgeknickt sei. Rechtsseitig habe sie bisher noch keine Funktionsbeeinträchtigung bemerkt. Die Korrektur der Anamnese und die Genese eines Mittelfußbruches bei bisher noch unbemerktem symmetrischem Denervationsprozeß konnten in diesem Fall durch den EMG-Befund gefördert werden.

c) Differentialdiagnose umschriebener neurogener Störungen

Das folgende Beispiel zeigt, wie eine voreilige Diagnose entkräftet wird und eine nützliche therapeutische Konsequenz sich ergibt.

Fall 8: M., A. E., ♀, geb. 1. 3. 1906 (20396/61). Bei der 55jährigen differenzierten Frau entwickelte sich im Sommer 1961 innerhalb von 3 Monaten eine hochgradige Beinparese linksseitig mit rasch fortschreitenden Atrophien. Schmerzen nur zu Beginn, aber keine Entlastungsskoliose. Eine partielle alte Sprunggelenksversteifung behindert die Funktionsbeurteilung am linken Fuß. Objektiv deutlich Quadricepsparese und Großzehenstrecker schwächer linksseitig. Sensibilitätsstörungen im Saphenusbereich! Übrige Gliedmaßen ohne sicher pathologischen Befund. Internistische Durchuntersuchung: Keine krankhaften Veränderungen. Nach vielfältigen, auch operativ-diagnostischen Maßnahmen, lautete die Diagnose: „Atypische" Ischias links.

EMG-Befund: Hochgradige Spontanaktivität im M. tibialis anterior. Auf Willkürinnervation kaum Aktionspotentiale lokaler motorischer Einheiten. In der übrigen Fußhebergruppe außer im M. extensor pollicis longus keine Spontanaktivität; zumindest auch in den langen Zehenstreckern jedoch Ausfälle motorischer Einheiten. In der Wadenmuskulatur keine Spontanaktivität, keine Ausfälle motorischer Einheiten und keine Deformierung der Aktionspotentiale. Im Quadriceps linksseitig überall deutlich Spontanaktivität und wechselnd starke Ausfälle motorischer Einheiten. Auch im erreichbaren Iliopsoasanteil, Abduktionsgruppe und Beugemuskulatur am linken Bein o. B. Am rechten Bein und an den Händen kein pathologischer Befund. Insgesamt somit keine Prozeßgeneralisation, eindeutig peripherer Charakter der neurogenen Symptome. Das Versorgungsgebiet des N. femoralis wird nach L5 hin überschritten, und da auch Iliopsoas mitbeteiligt, ist Lokalisation paravertebral linksseitig im Plexus lumbalis zu vermuten. Wurzel L4 am stärksten betroffen.

Die Diagnose einer Ischiadicusschädigung war neurologisch nicht vertretbar. Deswegen EMG-Untersuchung zur Feststellung der Gesamtausbreitung neurogener Schäden. Die Natur des paravertebralen Prozesses im Retroperitonealraum konnte histologisch aus einer Hautveränderung erschlossen werden: Retothelsarkom. Die Röntgentherapie im Bereich des Plexus lumbalis linksseitig führte schnell schon zu einer wesentlichen Besserung, die sich auch emg objektivieren ließ. Ein halbes Jahr nach Abschluß der Behandlung gutes Gangbild, ohne Stock. Nach 4 Jahren Gang mit hohem Absatz linksseitig unbehindert.

Solche „Problem"-Fälle sind nicht selten (s. u. a. Fall 9, S. 32). Carpaltunnel-Syndrome, Ulnarisspätlähmungen, Affektionen der Armplexus, Halsrippen- oder HWS-Syndrome können doppelseitig auftreten und an eine beginnende Polyneuropathie denken lassen. Bei Knochen- und Gelenkprozessen mit Inaktivitätsatrophie schließt die emg Analyse eine neurogene Störung aus. Solche Schonungslähmungen mit Atrophie und Reflexverlust werden dem Neurologen als Neuritiden oder Neuropathien zugewiesen.

Unsere allgemeine klinische Regel fordert, daß bei einseitigen neurogenen Prozessen die gesunde Seite besonders sorgfältig zu untersuchen ist: das gilt auch für die EMG. Eine scheinbar isolierte Parese kann die Erstmanifestation einer asymmetrisch beginnenden generalisierten neurogenen Störung darstellen.

Tabelle 4. *EMG-Untersuchungen bei dem Syndrom der Polyneuropathie (1960—1964)*

Nachweis einer motorischen Polyneuropathie:	(56 m + 30 w) =	86 Fälle
überwiegend sensible Polyneuropathien, emg. Keine neurogenen motorischen Störungen objektivierbar:	(14 m + 20 w) =	34 Fälle
Nachweis einer diabetischen Neuropathie:	(18 m + 20 w) =	38 Fälle
		158 Fälle

EMG-Untersuchungen zum Ausschluß einer Prozeßgeneralisation

bei lokalem myatrophischem Prozeß	223 Fälle
bei Paresen ohne Muskelatrophien	94 Fälle
bei Verdacht auf supranukleare Paresen	62 Fälle
	379 Fälle

Einen Überblick über unsere EMG-Untersuchungen im Rahmen des Syndroms der Polyneuropathie vermittelt Tabelle 4. In dem Zahlenmaterial der aus differentialdiagnostischen Gründen untersuchten Fälle wurden Befunde nach bekannter äußerer Gewalteinwirkung nicht berücksichtigt.

2. Die (überwiegend) sensiblen Polyneuropathien

Stellungnahme zu routinemäßigen EMG-Untersuchungen
bei Kranken ohne klinisch erkennbare motorische Störungen

Bei Polyneuropathien, welche rein sensibel erscheinen, ist es wichtig, emg nach einer klinisch unterschwelligen Beeinträchtigung des Motoneurons zu fahnden. Durch das EMG konnten klinisch nicht erwartete und dabei deutliche motorische Schädigungen mehrfach ermittelt werden. Die therapeutischen Konsequenzen sind erheblich.

SCHRADER u. ERBSLÖH vertreten die Ansicht, daß bei den distalen sensiblen diabetischen Polyneuropathien in der Regel auch das Motoneuron beteiligt sei. ERBSLÖH teilte mit, daß von 17 emg untersuchten sog. „Contergan-Polyneuritiden" 11 Denervationszeichen erkennen ließen, darunter 3 von 4 Patienten, bei denen nicht einmal eine Beeinträchtigung der proprioceptiven Reflexe vorgelegen habe. Die Spontanaktivität sei dabei überwiegend nur auf den M. gastrocnemius und die kleine Fußmuskulatur beschränkt gewesen. 3 Probeexcisionen hätten auch histologisch die Bestätigung einer neurogenen Muskelatrophie ergeben.

SEITZ berichtete über einen Fall mit sensibler Polyneuropathie, bei dem anamnestisch auch Contergan als auslösender Faktor diskutiert worden war. Histologisch hat sich eine neurogene Muskelatrophie sogar im Quadriceps ergeben. Wir halten es für überwiegend wahrscheinlich, daß bei der letztgenannten, außerhalb Hamburgs untersuchten Patientin, von der uns nur das Biopsiematerial übersandt wurde, die EMG selbst bei nur orientierender Untersuchung (die sich vorwiegend auf die Fußhebergruppe und den M. quadriceps sowie auf die kleine Handmuskulatur erstreckt) ebenfalls die Mitbeteiligung des Motoneurons aufgedeckt hätte. Emg haben auch wir bei mehreren Patienten mit überwiegend sensibler diabetischer Polyneuropathie distalbetonte Schäden des Motoneurons nachgewiesen.

Eine systematische Untersuchung der kleinen Fußmuskulatur ist u. E. nur wenigen Patienten zumutbar. Ableitungen aus der Wadenmuskulatur sind in der Innervationsphase schmerzhafter und auch schwieriger zu beurteilen als im Bereich der Fußhebergruppe. Da die Peronaeusfunktion erfahrungsgemäß die vulnerabelste der langen motorischen Bahnen darstellt, beschränken wir uns bei EMG-Untersuchungen ohne klinisch erkennbare Paresen bzw. Muskelatrophien auf die Prüfung der einzelnen Muskeln der Fußhebergruppe beiderseits unter Bevorzugung der M. tibialis anterior und an den Händen auf den Adductor pollicis sowie Hypothenar und evtl. laterale Thenaranteile beiderseits. Zusätzlich erfolgen dann noch orientierende Ableitungen aus dem M. quadriceps und aus der Wade, ggf. auch aus dem Deltamuskel und den Streckern am Unterarm.

Feinbefunde sollten nicht überschätzt werden! Dies gilt besonders für Spontanaktivität in Form von Fibrillenpotentialen. Sie sind keine sicheren „Denervationszeichen" und isoliert kein Beweis für eine Schädigung des Motoneurons. (Vgl. S. 11/12.) Gerade in kleinen Muskeln geben sog. Fibrillenpotentiale als Verletzungsfolge der Muskelfasern bei Nadelinsertion oder durch Registrierung der

Endplattenaktivität („Insertionsaktivität") nicht selten zu Fehldeutungen Anlaß. Auch die Zahl polyphasisch deformierter Aktionspotentiale muß in der jeweils untersuchten Muskelgruppe signifikant erhöht sein, wenn sie als pathologisch verändert gewertet werden sollen, die Beobachtung einzelner Polyphasien reicht nicht aus. Erst die Konvergenz emg Einzelsymptome berechtigt zur Annahme einer Schädigung des Motoneurons. Der Untersucher darf sich niemals drängen lassen, eine Frage präzise zu beantworten, wenn dies nicht wirklich eindeutig möglich ist.

Auch bei unserem Fall 6 ließen sich retrospektiv einige Einzelbefunde sogar als Stütze für die zwischenzeitlich gereifte klinische Diagnose interpretieren. Dennoch hielten wir an der rein emg Befundwertung fest, um die Grenze der emg Aussagemöglichkeit nicht zu überschreiten.

Mit Recht hat BUCHTHAL in den letzten Jahren bei Diskussionen vor der *Überwertung emg Einzelbefunde* gewarnt. Er sei in der Lage, aus einem gesunden Muskel jeden pathologischen Befund abbildungsfähig „herauszuholen"!

Die Gefahr ist u. E groß,

a) daß ein zu seinen Vorstellungen passender emg Feinbefund vom Kliniker überwertet wird,

b) daß im EMG ein Feinbefund in Anlehnung an die klinische Diagnose überinterpretiert wird,

c) daß die Formulierung der Befunde sich nicht auf die emg Phänomene beschränkt,

d) daß ein Spezialist verleitet wird, eine klinische Diagnose in einer Flut technischer Formulierungen als EMG-„Ergebnis" auszugeben.

Wie schwer dem mit der Methodik nur oberflächlich Vertrauten die Einordnung eines emg Befundes fällt, erlebt man immer wieder bei der klinischen Visite. Auch lässige Formulierungen in Publikationen lassen dies nicht selten erkennen.

Dem kritischen und mit Nadelelektroden *häufig* arbeitenden Untersucher wird die Variationsbreite von Befunden, die noch im Bereich der Norm liegen, ständig vor Augen geführt. Der oben angegebene Satz von BUCHTHAL sollte — auch nach meiner Erfahrung — jeden Untersucher über das Erlebnis der Unsicherheit in den ersten Monaten hinaus zu ständiger Skepsis mahnen!

Der Respekt vor den methodischen Grenzen muß auch im Befundbericht zum Ausdruck kommen. Gelegentlich notwendige klinische Interpretationen der emg Befunde müssen von den reinen Phänomenen unterscheidbar bleiben.

3. Neuropathien und Diabetes mellitus

a) Diabetische Spätkomplikationen

Die Neuropathie ist im *diabetischen Spätsyndrom* nicht selten. Bei den häufigen distalbetonten sensiblen Störungen wird deswegen der Neurologe meist gar nicht hinzugezogen. Paresen und Reflexanomalien sind jedoch Anlaß zu neurologischer und emg Untersuchung. Stellungnahme zu Art, Ausmaß und Prognose der Störungen wird dann erbeten.

Unter 29 in der Berichtszeit untersuchten Patienten mit einer diabetischen Spätkomplikation konnten wir nur bei 14 Fällen eindeutig Schädigungen der motorischen

Einheit nachweisen. Die Stoffwechselstörung war bei diesen 14 Patienten länger als 10 Jahre bekannt. Überwiegend zeigte sich die Peronaeusmuskulatur beeinträchtigt. Eine generalisierte distale Polyneuropathie schweren Grades beobachteten wir innerhalb von 5 Jahren nur zweimal und dann in Verbindung mit diabetischer Retino- und Nephropathie.

Die Bedeutung lokaldispositioneller Faktoren für die Manifestation einer Neuropathie im Rahmen der Stoffwechselstörung veranschaulicht der folgende Krankheitsverlauf:

Fall 9: St., B., ♂, geb. 14. 5. 1892 (4935/60, 24464/63). Mutter Altersdiabetes, mit 65 Jahden an Herzleiden verstorben. Vater Suicid. Der 68jähr. Mann hat 3 gesunde Kinder. Gallenblasenoperation 1924, seit 1942 Stenokardien. Altersdiabetes 5 Jahre bekannt, als sich 1959 Sensibilitätsstörungen und Muskelatrophien an der rechten Hand bemerkbar machten. Eine Calcifikation nahe des Sulcus ulnaris rechts war so auffällig, daß differentialdiagnostisch hochgradige osteochondrotische Veränderungen der Halswirbelsäule und eine Raumbeengung im Bereich des unteren Plexus cervicalis anfangs übersehen wurden. Die Sensibilitätsgrenze sprach jedoch eher für ein C8-Syndrom als für eine Ulnarisirritation. Eine Halsrippe rechtsseitig bei breitem Querfortsatz auch links, ausgedehnte Pleurakuppenschwielen und eine erhebliche retrosternale Struma erschwerten die Beurteilung. Emg überschritten die Denervationszeichen an der rechten Hand anfangs nicht das Versorgungsgebiet des N. ulnaris, wodurch jedoch ein partielles C8-Syndrom keinesfalls als ausgeschlossen gelten konnte. Kleine Handmuskulatur linksseitig emg und klinisch im Mai 1959 o. B.

Symptome einer zeitweiligen kardialen Insuffizienz, Alter, Sklerose und der nicht gut eingestellte Diabetes mahnten schon bei der Erstuntersuchung, die Lokalfaktoren nicht zu überwerten. 1960 auch Sensibilitätsstörungen an der Außenseite der linken Hand, emg bereits ein florider Denervationsprozeß nachweisbar. Rechts nach dem EMG Übergang in ein chronisches Stadium, wobei das Ulnarisgebiet weiterhin nicht überschritten wurde. Blutzuckerwerte um 200 mg-%! Vibrationsempfinden an den Beinen jetzt herabgesetzt! Erstmalig stationäre Einstellung des Diabetes.

Trotz deutlicher Generalisationstendenz ließ sich im gleichen Jahr eine neurochirurgische Abt. zu einer Ulnarisverlagerung rechtsseitig drängen, wegen der zunehmenden Hyperpathie an der rechten Hand: Keine Besserung.

1962 Beinschwäche beiderseits mit distalbetontem floriden Denervationsprozeß, emg Übergang der neurogenen Schädigung an den Händen in ein chronisches Stadium, das sich auf den Thenar und die Unterarmmuskulatur ausgedehnt hatte. Stationäre Behandlung und schärfere Einstellung des Diabetes; emg deutliche Besserungstendenz mit Reinnervationspotentialen in der kleinen Handmuskulatur.

Für die Reihenfolge der Manifestation der schließlich generalisierten distalen Polyneuropathie dürften bei dem Mann im 7. Lebensjahrzehnt die Lokalfaktoren bestimmend gewesen sein. Die Funktion der peripheren Nerven wurde durch die unzureichende Einstellung des Diabetes, durch die hochgradige Gefäßsklerose, vermutlich auch der Vasa nervorum, durch die rezidivierende kardiale Insuffizienz, den Schmerzmittelabusus und die altersbedingt verminderte Kompensationsfähigkeit ungünstig beeinflußt.

b) Sogenannte diabetische Amyotrophien

Gleichzeitig Stellungnahme zu den sog. „Neuromyopathien"

Pathogenetisch umstritten ist das Syndrom subakut einsetzender proximalbetonter Muskelatrophien, die in der Regel im Rahmen eines bei dieser Gelegenheit entdeckten Altersdiabetes auftreten. Sie können somit von vornherein nicht als Spätkomplikation eines Diabetes angesehen werden. Zur Problematik dieser *sog. diabetischen Amyotrophie* (GARLAND, BISCHOFF) haben wir früher Stellung genommen (PUFF, 1960 u. 1962).

Selbst die Lokalisation der Störung, die zum Muskelparenchymschaden führt, ist ungeklärt. Gegen die von GARLAND u. TAVERN ausgesprochene Annahme einer primären Vorderhornschädigung läßt sich die günstige Rückbildungstendenz der hochgradigen Paresen anführen. SEITZ, der bereits 1956 aus unserer Klinik über proximale Paresen bei Diabetikern berichtet hat, nahm eine Schädigung der Nervenfasern, insbesondere in Höhe der lumbalen Wurzeln, durch die Angiopathie an. Er glaubt auch heute der Deutung der histologischen Befunde LÜTHYS durch BISCHOFF, nämlich im Sinne einer überwiegend primären Schädigung der Muskelfasern, nicht folgen zu können. Auch über das Stadium der von WOOLF u. MARLINS bei der Methylenblaufärbung gesehenen Muskelendplattenveränderungen ist noch kein abschließendes Urteil möglich (SEITZ).

Wir haben 9 Patienten mit dem Syndrom der sog. diabetischen Amyotrophie innerhalb von 5 Jahren gesehen.

Fall 10: K., H., ♂, geb. 4. 3. 1909 (5034/64). Bei dem 52jährigen Geschäftsmann mit Nicotin- und früherem Alkoholabusus war es im Herbst 1963 unter Gewichtsverlust und Beeinträchtigung des Allgemeinbefindens zu schmerzhaften Mißempfindungen im Unterbauch und diffus im Oberschenkelbereich gekommen. Ein Diabetes wurde festgestellt und mit Diät und Nadisan ausreichend kompensiert. Umfangsminderung der Oberschenkel re. betont, Schmerz zunehmend vordergründig. Stationäre internistische Durchuntersuchungen hatten keinen Anhalt für ein Malignom ergeben. Eine Osteoporose und ein Deckplatteneinbruch des 9. BWK wurden als Partialfaktor für den Schmerz angenommen. Im Februar 1964 keine wertbare Reflexabschwächung und keine objektivierbaren Sensibilitätsstörungen.

Anamnese und Befund wiesen die Charakteristica der sog. diabetischen Amyotrophie auf. Ergänzend veranlaßten wir lediglich noch Ausschluß eines retroperitonealen Prozesses. Auch weitere Stoffwechselanalysen und Enzymteste unauffällig. Diabetes scharf eingestellt, Maßnahmen zur Entlastung des Leberstoffwechsels, weitgehende Reduzierung des Analgetikagebrauches.

EMG-Befund: Im rechtsseitigen M. quadriceps auffallend hochgradige polyphasische Deformierung der Aktionspotentiale bei gleichzeitiger Verbreiterung. Daneben aber auch eindeutige Verschmälerung der Aktionspotentiale, die bei Innervation wiederholt zu einem myopathischen Aspekt führten, zusätzlich auch schmerzbedingte Fehlinnervationen des überempfindlichen Mannes, so daß Ausfälle motorischer Einheiten nicht sicher abzuschätzen waren. Spontanaktivität bei ähnlichem, nur weniger stark ausgeprägtem Befund im linken Quadriceps ebenfalls nicht auffindbar. Auch Unterschenkelmuskulatur frei davon. Keine Deformierung der Aktionspotentiale in den Fußhebergruppen, wenn auch hier durch Fehlinnervation bedingt nicht immer ein guter Interferenzcharakter erreicht wurde. Keine Rieseneinheiten und keine Fasciculationspotentiale.

EMG-Urteil: Mischbild von Deformierung der Aktionspotentiale im Sinne neurogener Schäden und „myopathischen" Verschmälerungen; keine sichere Spontanaktivität. Ein derartiges EMG wird bei der sog. diabetischen Amyotrophie nicht selten gefunden. Keine Vorderhornsymptome. Kein ausreichender Verdacht auf Myositis. Die pathologischen EMG-Veränderungen sind wahrscheinlich auf den Quadriceps bds. beschränkt, keine distalen Schäden erkennbar.

Die charakteristische Symptomatik besteht bei dem 52jährigen Mann aus einem initialen Gewichtsverlust, intensiven nicht segmentalen Schmerzen an der Oberschenkelvorderseite, hochgradigen proximalen Paresen und rasch sich entwickelnder asymmetrischer Muskelatrophie im Quadriceps bei einem erst kurzfristig entdeckten und nicht dekompensierten Altersdiabetes. Die Osteoporose muß als Ausdruck einer zusätzlichen, bisher noch ungeklärten Stoffwechselstörung (Alkohol, Malabsorptions-Syndrom?) gewertet werden.

Eine Muskelbiopsie konnte in diesem Fall nicht durchgeführt werden. Emg ergibt sich ein auch von anderen Autoren beschriebener, schwer zu deutender Befund.

Die Zeichen einer neurogenen Schädigung überwiegen bei den von uns emg beobachteten Fällen. Hinweise auf eine Beteiligung des Vorderhorns haben wir, gemäß den von uns geforderten Kriterien für eine derartige Diagnose (vgl. S. 10/11) bisher nicht ermitteln können. Gleichzeitig finden sich aber auch meist Symptome der Myopathie mit eindeutig verschmälerten Aktionspotentialen. Spontanaktivität in Form von Fibrillenpotentialen haben wir nur ganz vereinzelt registriert, obwohl klinisch an einer fleckförmig unterschiedlichen, frischen akuten Muskelatrophie kein Zweifel besteht.

Die Auffassung von GARLAND u. TAVERN hat nach unserer Erfahrung wohl keine Bedeutung; wir fanden nur einmal spinale Automatismen als Hinweis auf eine Myelopathie. TAVERN hat in der Neuauflage von „Electrodiagnosis and EMG" weiterhin die Möglichkeit erörtert, daß die Kombination mit einer MALS als Ursache der von ihm beobachteten Vorderhornsymptome in Erwägung zu ziehen sei. Die histologischen Befunde von BISCHOFF einerseits und SEITZ andererseits finden im EMG eine Korrespondenz, so daß beide Faktoren, Myopathie und Neuropathie, von Bedeutung sein könnten.

Differentialdiagnostisch ist u. E. trotz dieses emg „Mischbildes" eine chronische Myositis nicht grundsätzlich in Betracht zu ziehen. ERBSLÖH berichtete über die emg Aufdeckung einer Myositis, bei der klinisch die „Fehldiagnose" einer diabetischen Amyotrophie gestellt worden sei. Die Sicherung der Diagnose sei nach mehrfacher Muskelbiopsie gelungen. Der schwerwiegende Entschluß zu einer langfristigen Steroidbehandlung bei diesem Diabetiker soll erfolgreich verlaufen sein.
Wir konnten uns bisher zur konsequenten Wertung der „myopathischen Komponente" im EMG bei diesem Krankheitsbild nicht entschließen, zumal auch über die histologischen Befunde bei der sog. diabetischen Amyotrophie noch keine einheitliche Auffassung zu erzielen ist. Die Arbeiten von MITTELBACH u. SEITZ mahnen vor einer Überwertung der myopathischen Komponente (vgl. S. 22/23). Im Gegensatz zu den sog. Begleitmyopathien bei den chronisch neurogenen Prozessen ist eine fragliche myopathische Komponente bei den sog. diabetischen Amyotrophien oft auch emg zu erfassen; überwiegend ist die neurogene Symptomatik jedoch stärker ausgeprägt. Schließlich bleibt zu berücksichtigen, daß bei einer hier zu vermutenden relativ frischen Schädigung der Neuriten aus den Erfahrungen bei gesicherten Polyneuropathien eine generelle Verbreiterung der Aktionspotentiale nicht zu erwarten ist und daß polyphasische Deformierungen und partiell gewisse Verschmälerungen der Aktionspotentiale keine Seltenheit bei derartigen neurogenen Störungen sind. (Vgl. S. 24.)
Generell halten wir aus unserer Erfahrung die gleichzeitige Affektion von Muskulatur und peripherem Nervensystem durch einen Grundprozeß für extrem selten. Sie bleibt weiterhin beim Carcinom oder sonstigen generalisierten Stoffwechselstörungen zu diskutieren. Dennoch sind die *sog. „Neuromyopathien"* in den letzten Jahren zunehmend ins Gespräch gekommen. SEITZ (1970) hat kürzlich aus der Sicht des mit Gewebsdiagnostik erfahrenen Klinikers vor der lässigen An-

wendung dieses Begriffes gewarnt und die besondere Problematik der emg Korrelationen aufgezeigt.

Eine sekundäre Beeinträchtigung peripherer Nervenendaufzweigungen ist bei einigen Fällen von Myositis nicht zu bezweifeln (vgl. S. 44). Ganz überwiegend
dürfte es sich u. E. aber bei Berichten über zusätzlich neurogene Schäden bei Myopathien lediglich um Überwertung und Fehlinterpretation emg Einzelbefunde handeln. Wir haben zur Bewertung der Spontanaktivität auf S. 11/12, 38 und
44 unter Berücksichtigung der grundlegenden neurophysiologischen Arbeiten
kritisch Stellung genommen. Vor der Fehldeutung sog. Fibrillenpotentiale als
sicheren Hinweis auf eine neurogene Schädigung kann, in Übereinstimmung mit
BUCHTHAL, nicht eindringlich genug gewarnt werden! Erst die Konvergenz emg
Einzelsymptome berechtigt zur Annahme einer Schädigung des Motoneurons (vgl.
auch S. 30/31).

Die sorgfältige Überprüfung sämtlicher Einzelbefunde bei der sog. diabetischen
Amyotrophie läßt abschließend zumindest kein stichhaltiges Argument gegen die
Deutung der proximalen Muskelatrophie als Folge einer peripheren Nervenschädi-
gung mehr erkennen.

BISCHOFF hat in den letzten Jahren eine größere Zahl von Patienten aus der gesamten Schweiz mit proximalen Muskelatrophien bei Diabetes untersucht. Er ist heute
der Ansicht, daß es sich lediglich um eine Sonderform neurogener Komplikationen auf
der Basis der diabetischen Stoffwechselstörung handelt (persönliche Mitteilung 1970).
Die Deutung dieser proximalen Muskelatrophien als diabetische Spätkomplikation ist
nach unserer Erfahrung aber klinisch nicht gerechtfertigt.

C. Myopathien mit Muskelschwund ("strukturelle" Myopathien)

Zur emg Untersuchungstechnik bei Verdacht auf Myopathie

Die Einteilung der Myopathien folgt unterschiedlichen Prinzipien, man orientiert
sich auch heute noch nach Verlauf, Verteilung und Gewebssyndrom oder wie z. B.
SJÖVALL u. BECKER nach der Pathogenese (endogene, exogene und kryptogenetische
Myopathien).

Für die emg Diagnostik ist es von Bedeutung, ob „Funktionsstörungen der Muskulatur" ohne erhebliche Strukturveränderungen oder „organische Muskelaffektionen"
mit „primär degenerativem Schwund" der Strukturen, den „Myopathien im engeren
Sinne" (ERBSLÖH), vorliegen.

Wir wählten die Begriffe *„funktionelle"* und *„strukturelle"* Myopathien (JANZEN,
MERTENS, PUFF). Nur bei den strukturellen Myopathien besitzt die *EMG mittels
Nadelelektrode* Bedeutung. Sie muß die Frage entscheiden, ob ein muskeldystrophi-
scher Prozeß oder eine neurogene Muskelatrophie besteht (vgl. Tabelle 2).

Die funktionellen Myopathien finden im Rahmen dieser Arbeit nur insoweit Berücksichtigung, als sie bei der Differentialdiagnose in Betracht gezogen werden müssen. Auf eine Diskussion über die oculären Myopathien wird verzichtet. Nach unserer Erfahrung ist es bisher
nur wenigen Augenärzten gelungen, die kleinen Elektroden mit ausreichender Konstanz so

sicher zu setzen, daß die technischen Voraussetzungen für eine einwandfreie Beurteilung der frequenten Entladungen amplitudenniedriger Aktionspotentiale gegeben waren. ESSLEN u. PABST (seinerzeit Univ.-Augenklinik Hamburg, Direktor Prof. SAUTTER) haben bis 1959 im EMG-Labor unserer Klinik nach regelmäßiger und längerer Zusammenarbeit derartige, zeitlich belastende Untersuchungen durchgeführt. Das Ergebnis ihrer Arbeit kann bis heute als grundlegend angesehen werden. Für die klinische Elektromyographie eines Labors für angewandte klinische Neurophysiologie wird man sich auf den Nachweis oder Ausschluß einer Mitbeteiligung der kopfnahen Skeletmuskulatur beschränken.

Emg zeigt bei derselben Kraftleistung der dystrophische Muskel einen viel umfangreicheren Einsatz motorischer Einheiten als der gesunde. Infolge der diffusen Muskelparenchymschädigung müssen für eine bestimmte Leistung frühzeitig mehr Einheiten rekrutiert werden, die scheinbar auch in rascherer Folge entladen. So läßt sich das sog. *„myopathische" Aktivitätsmuster* mit a) Reduktion der Aktionspotentiale hinsichtlich Dauer und Amplitude, b) vorzeitigem, der Kraftleistung inadäquat gutem Interferenzmuster deuten. (Abb. 2 u. 10, s. S. 77 u. 82.)
Das Territorium der in ihrer Zahl lange erhaltenen motorischen Einheiten ist nach den statistischen Ergebnissen von BUCHTHAL, ROSENFALCK u. ERMINIO überwiegend um etwa 40% verringert, was jedoch nur für die generalisierten Myopathien gilt. Der Verlust zahlreicher Fasern innerhalb der motorischen Einheiten führt frühzeitig zu einem signifikant vermehrt polyphasischen Charakter der Aktionspotentiale. Schließlich kommt es nach BUCHTHAL dazu, daß die Spitzenpotentiale von Untereinheiten im Abstand von 0,5—1 mm von der Nadelelektrode nicht mehr zu einem deformierten Summationspotential verschmelzen, sondern als zusätzliche Einzelpotentiale imponieren; dadurch wird eine raschere Entladungsfrequenz der motorischen Einheiten vorgetäuscht!
Bei den Muskeldystrophien und den übrigen strukturellen Myopathien muß die *Verkürzung der Aktionspotentialdauer auf 1—3 msec* als die signifikante Veränderung angesprochen werden. KUGELBERG hat schon 1949 darauf hingewiesen, daß der Geübte sie sofort auf dem Bildschirm erkennen kann, ohne die genaue Potentialdauer auf dem Film ausmessen zu müssen. Noch einfacher sind die verkürzten Aktionspotentiale unter akustischer Kontrolle *„herauszuhören"* (BUCHTHAL, DENNY-BROWN, MARINACCI, PINELLI, KUGELBERG, RODRIGOUZ, OESTER u. a.). Ihr helles Knistern hebt sich aus der Masse des dumpfen Knackens der normalen Aktionspotentiale unverkennbar ab. KUGELBERG hat gleichzeitig darauf aufmerksam gemacht, daß gelegentlich auch aus normaler Muskulatur verkürzte Aktionspotentiale abzuleiten sind; ein muskeldystrophischer Prozeß darf somit erst bei *Nachweis verkürzter Aktionspotentiale in mehreren motorischen Einheiten* angenommen werden. Nach unserer Erfahrung genügen diese Kriterien für die klinische Routinediagnostik; auf die von BUCHTHAL geforderte Ausmessung mit statistischer Auswertung der Aktionspotentialbreiten kann u. E. verzichtet werden.

1. Muskeldystrophien

Die Gruppe der chronischen, überwiegend, genetisch festgelegten primären Muskelerkrankungen wird nach dem Vorschlag von ERB unter dem Begriff „Dystrophia muscularis progressiva" zusammengefaßt. Unterschiede in Vererbungsmodus, Lokali-

sation und Manifestationsalter beweisen, daß mit „progressiver Muskeldystrophie"
nur eine phänomenologische und keine ätiologische Entität (JANZEN) gemeint sein
kann.

a) Progressive Muskeldystrophien

Die Verteilung der Lähmungen bei der ERBschen *Muskeldystrophie* galt als so
charakteristisch, daß eine Aspektdiagnose ausreichend schien. Aber ein gleiches Syndrom kann auch durch andere Grundstörungen hervorgerufen werden. Erst EMG und
Muskelbiopsie haben hinreichende Voraussetzungen für die Differentialdiagnose ge-
schaffen (s. o. Fall 1—3).

Alle Publikationen über auffällige Behandlungserfolge bei Kranken mit progressiver Muskeldystrophie klären sich nach unseren heutigen Kenntnissen als Fehldiagnose.

In jedem Fall sind neben der allgemeinen Untersuchung stets zu ermitteln: 1. Neuromuskulärer Status 2. Genetischer Hintergrund 3. EMG 4. Muskelbiopsie 5. Enzym-
untersuchungen im Muskel und Serum 6. Fahndung nach zugrunde liegenden metabolischen Störungen, wozu unsere derzeitigen Möglichkeiten leider noch gering sind.

Nach allgemeiner Übereinkunft wird bei Erstmanifestation muskeldystrophischer
Symptome nach dem 40. Lebensjahr von dem *„Syndrom der Spätmyopathie"* ge-
sprochen, auf das später näher einzugehen sein wird. GRESHAM u. CRUICKSHANK haben
auf die Willkürlichkeit dieser Grenzziehung verwiesen. Spätmanifestationen einer
Dystrophia musculorum progressiva, wie sie von BARNES, MILHORAT u. WOLF beschrieben wurden, müssen erst hinsichtlich der Pathogenese besser aufgeklärt werden,
das gleiche myopathische Syndrom muß nicht gleicher Genese sein. Grundsätzlich ist
es aber besser, bei später Manifestation einer dystrophischen Myopathie anzunehmen,
daß man besonderen Problemen gegenübersteht. MERTENS u. SEITZ haben hervorgehoben, daß mit dem 4. Lebensjahrzehnt die Gefahr besteht, exogene Myopathien zu
übersehen.

Während emg die Verkennung einer neurogenen Schädigung kaum möglich ist, erfordert der *sichere Nachweis einer genügenden Anzahl eindeutig verschmälerter
Aktionspotentiale* bei „myopathischem Aspekt" des Innervationsmusters (ungewöhnlich dichtes Interferenzmuster schmaler Einheiten) sowohl im Frühstadium
als auch im späten Narbenstadium Geduld von Patient und Arzt, da zahlreiche
Einstiche in den einzelnen Muskeln erforderlich sind (s. auch S. 36). Bei Muskelschwäche und Atrophie vermag ein relativ dichtes Interferenzmuster zwar nicht
eine Dystrophie zu beweisen, aber zumindest eine neurogene Schädigung auszuschließen, selbst wenn Potentialverkürzungen nicht nachzuweisen sind. Oft bildet
bei dem klinischen Syndrom der Muskelschwäche schon die orientierende emg
Routineuntersuchung durch ein „auffällig gutes" und dem „klinischen Effekt" *inadäquates* Aktivitätsmuster" den Anlaß zu systematischer Suche nach diagnostisch
sicher wertbaren emg Veränderungen der Myopathie.

Beachtenswert sind die Befunde von PINELLI u. BUCHTHAL (1953), die — angeblich
stadienunabhängig — bei über 30% der untersuchten Patienten mit Muskeldystrophie keine signifikanten Verschmälerungen der Aktionspotentiale ausmessen
konnten. Für den Kliniker wird dieses statistisch ermittelte Ergebnis durch ein
Überwiegen geschädigter und bindegewebig umgebauter Muskelgebiete bei jedem
Fall, der nicht gerade im Frühstadium untersucht wird, verständlich. Bei fort-

geschrittenen Prozessen sind polyphasisch verbreiterte Aktionspotentiale gar nicht selten; nach unserer Erfahrung können derartige Befunde besonders in der Übergangszone zu Narbengewebe registriert werden.

BUCHTHAL hat später bestätigt, daß es sich in diesen Fällen ganz überwiegend nicht um generalisierte, sondern um die begrenzten (Beckengürtel- bzw. Facioscapulo-humorale-)Formen der Muskeldystrophie gehandelt hat. Diese begrenzten Muskeldystrophien sind auch durch stärkere Bindegewebsproliferationen gekennnzeichnet (ADAMS, DENNY-BROWN u. PEARSON, 1953). Durch bindegewebigen Ersatz untergegangener Muskelfasern bleibt das Territorium der motorischen Einheiten weitgehend erhalten, so daß die durchschnittliche Amplitudendauer keine signifikante Veränderung erfahren kann.

Der *Vorteil der klinischen EMG* als Funktionsdiagnostik gegenüber statistischen Mittelwertbildungen ist somit auch bei den dystrophischen Myopathien deutlich erkennbar.

Der Nachweis einer genügenden Anzahl von Potentialverkürzungen in verschieden motorischen Einheiten, welche die Art der Störung erst beweisen, ist u. E. doch vom Stadium der Erkrankung am Ableiteort abhängig. Wir fanden sie vornehmlich am Übergang zum Muskelparenchym, das noch wenig geschädigt war. Zum systematischen Aufsuchen signifikanter Veränderungen bei diagnostisch unklaren Fällen oder im Frühstadium hat sich eine von ESSLEN 1957/58 beschriebene Technik weiterhin bewährt: Man verlagert bei Aufforderung zu schwacher Anspannung die Nadelelektrode langsam und kontrolliert die verschiedenen Potentialformen akustisch; bei einem plötzlichen Übergang der normalen Geräusche in das „Staccato" verkürzter Potentiale kann die Filmdokumentation eingeschaltet werden. Die Zuwendung zum Patienten und Kontrolle des Innervationsgrades bleiben gewährleistet. Diagnostisch wichtig ist die Konsistenzänderung der Muskulatur, die man bei Bewegung der Nadelelektrode fühlt.

Spontanaktivität in Form von Fibrillenpotentialen ist bei den dystrophischen Myopathien selten, sie läßt sich überwiegend im akuten oder im Endstadium beobachten. Dagegen findet sich des öfteren eine deutlich gesteigerte Aktivität bei Insertion der Nadel, die als mechanische Übererregbarkeit der Endplattenzonen degenerierender Muskelfasern gedeutet wird.

„Myotone Serienentladungen" (s. S. 39) sind bei den rein dystrophischen Prozessen nicht zu registrieren. Auch sog. pseudomyotone Entladungen und iterierende hochfrequente Impulsserien sprechen nach unserer Erfahrung — außer beim malignen DUCHENNE-Typ — gegen eine Muskeldystrophie im engeren Sinne. Wir haben sie bei den myositischen Myopathien (vgl. S. 44) auffällig häufig registriert. Bei den sehr chronischen Verlaufsformen lassen sich die Randzonen zwischen gesundem und bereits stark geschädigtem Muskelgewebe oft erst nach vielfältigen Nadelverlagerungen auffinden. Diese Gebiete schlägt der Untersucher für die Muskelbiopsie vor, denn von der Auswahl des Gewebsstückes ist es abhängig, ob eine gute Chance für die Diagnose gegeben ist.

Bei 62 Patienten konnten wir in der Berichtszeit die Diagnose einer progressiven Muskeldystrophie emg stützen bzw. sichern. In 31 dieser Fälle wurde auch eine Muskelbiopsie durchgeführt, die 25mal gleichfalls für einen primären muskeldystrophischen Prozeß sprach. Bei 6 Patienten war gesundes aber überwiegend zu stark geschädigtes Gewebe mit unspezifischen Veränderungen getroffen worden.

Die Erhöhung der Sicherheit der histologischen Diagnose auf 80% für sämtliche Formen der Muskeldystrophie, die nach der Statistik von SEITZ früher nur bei den Beckengürtelformen zu erreichen war, ist auf die Auswahl der Excisionsstelle durch die EMG zurückzuführen. Die EMG läßt sich am Schultergürtel sogar besser ausführen, da hier der Einzelmuskel für präzise Nadelinsertionen besser zugänglich ist als am Beckengürtel, wo nicht nur bei Adipositas längere Spezialnadeln erforderlich werden können. Mit diesen ist aber dann meist sogar der untere Anteil des M. iliopsoas in Leistenbandhöhe zu beurteilen.

Die Bedeutung der Abgrenzung proximaler neurogener Paresen von den strukturellen Myopathien haben wir in Abschnitt A und B aufgezeigt. Die Sonderform der distalbetonten Muskeldystrophie vom Typ WELANDER konnten wir bisher nur zweimal beobachten (F., B., ♂, geb. 25. 3. 1909, 24110/57 und Sch., G., ♂, geb. 14. 6. 1937, 6014/60). SEITZ hat einen dieser Fälle, die wir zuvor als neurale Muskelatrophie verkannt hatten, veröffentlicht. Der Nachweis einer Erblichkeit dieser bei uns offenbar seltenen Krankheit konnte in beiden Fällen nicht erbracht werden.

Muskeldystrophische Erkrankungen führen zu Fehlbelastungen des Stützapparates und somit zu Wurzelirritationen bei Osteochondrose der Wirbelsäule. Auf diese Weise entstehen sekundär auch neurogene Atrophien. Dadurch kann für einen unerfahrenen Untersucher die Diagnostik erschwert werden. Die neurogenen Symptome fallen im EMG auf, die Zeichen der dystrophischen Myopathie müssen gesucht werden! Die radikuläre Verteilung der emg Kriterien für neurogene Atrophien sollte die Beurteilung in die richtigen Bahnen lenken.

b) Myotone Dystrophie

Hinter oft distalbetonten Paresen verbirgt sich auch die *Dystrophia myotonica*. Die CURSCHMANN-STEINERTsche Krankheit bereitet im Anfang diagnostische Schwierigkeiten, wenn myotone Symptome dem Erkrankten noch nicht bewußt geworden sind und die endokrinen Störungen noch nicht auffällig in Erscheinung treten. (BIELSCHOWSKY, MERTENS u. NOWAKOWSKI; WRAGE u. MERTENS.)

Emg sind aber bereits im Frühstadium die in charakteristischer Weise an- und abschwellenden *Serienentladungen* (EICHLER u. HATTINGBERG), auch als „myotone Schauer" bezeichnet, unverkennbar (Abb. 4, s. S. 78). Äußerlich sichtbare Muskelkontraktionen können bei dieser Einstichaktivität fehlen. Die schmalen Fibrillenpotentiale hoher Entladungsfrequenz werden auf die Übererregbarkeit einzelner Muskelfasern zurückgeführt (ADAMS, DENNY-BROWN u. PEARSON; BROWN u. HARVES). Bisher ist aber keine sichere Abgrenzung gegenüber ähnlicher Übererregbarkeit der Muskulatur bei Denervation (RAVIN) oder Myositis bekannt. Wir haben bei dem letzten Syndrom allerdings ganz überwiegend sog. pseudomyotone Serienentladungen beobachtet, die gekennzeichnet sind durch geringere Frequenz und konstantere Amplitude.

Fall 11: v. Sp., K., ♂, geb. 27. 3. 1911 (9602/59). Nach fachärztlicher Untersuchung wurde die EMG zur Differentialdiagnose zwischen beginnender Systematrophie oder Muskeldystrophie bei episodischer Muskelschwäche, die zuvor auch schon als myasthenes Syndrom aufgefaßt worden war, veranlaßt.

Nach den ersten Nadelinsertionen war die myotone Reaktion erkannt! Die Befragung deckte eine schon länger bestehende myotone Innervationsstörung auf. Schon 15 Jahre zuvor erste Schwierigkeiten beim Anpacken schwerer Gegenstände. Zunehmende Ungeschicklichkeit der Finger und Kraftlosigkeit der Arme, aufsteigend. Vor 5 Jahren erstmalig Schwierigkeiten beim Kauen härterer Nahrung. Gangstörungen und Funktionseinschränkungen in den Sprunggelenken beiderseits wurden als Folge einer Oberschenkelfraktur mißdeutet. Objektiv deutliche Parese der Peronaeusmuskulatur bds. Schultergürtel nicht frei von Muskelminderung, Atrophie aber unterarmbetont. An Zunge und Armmuskulatur myotone Reaktion klinisch nachweisbar. Keine Sensibilitätsstörungen. Facies myopathica, Stirnglatze, keine Katarakt. Linksbetonte Hodenatrophie, flache Prostata, Sekundärbehaarung unauffällig. Grundumsatz —15%, 17 OH-Corticoide vermindert im Harn ausgeschieden. Substitutionstherapie eingeleitet.

EMG-Befund: Bei jeder Nadelinsertion in der Armmuskulatur myotone Serienentladungen mit Nachentladungen, die auch mechanisch zu provozieren sind. Keine wertbare Spontanaktivität in Form von Fibrillenpotentialen. Überraschend gutes Aktivitätsmuster bei Willkürinnervation, das in den umfangsgeminderten distalen Gebieten vorzeitig Interferenzcharakter erreicht. Verdacht auf Verschmälerung der Aktionspotentiale. Sicher einige Fibrillenpotentiale hoher Amplitude zu registrieren. Bei Willkürinnervation keine nennenswerten Nachentladungen, so daß eine Beurteilung gut möglich ist. An den Beinen keine auffälligen myotonen Serienentladungen zu provozieren. Urteil: Distalbetont myopathisches Aktivitätsmuster ohne nennenswerte Nachentladungen bei Willkürinnervation; dystrophische Myotonie.

Die Entdeckung einer CURSCHMANN-STEINERTschen Erkrankung erst bei der EMG-Untersuchung ist nach unserer Erfahrung nicht selten. Im paretischen und atrophischen Gebiet läßt sich bei dieser Erkrankung eine neurogene Störung zwar ausschließen, der emg Nachweis einer dystrophischen Myopathie ist aber noch schwieriger als bei der ERBschen Muskeldystrophie. Ein vorzeitiges oder ein dem klinischen Effekt inadäquat dichtes Interferenzmuster wird man allerdings stets finden.

Emg haben wir innerhalb von 5 Jahren 17 Fälle von myotoner Dystrophie untersucht. Bei 11 Fällen von *Myotonia congenita Thomsen* konnte die Verdachtsdiagnose durch die EMG gefestigt werden (Tabelle 5). Die emg Kriterien der myotonen Reak-

Tabelle 5. *EMG-Untersuchungen bei dem Syndrom der Myopathie (1960—1964)*

	Anzahl der Fälle		
Progressive Muskeldystrophien	62		
Myotone Dystrophie (Curschmann-Steinert)	17		
Syndrom der Myotonia congenita			11
Syndrom der Spätmyopathien vom dystrophischen Typ	24		
Syndrom der Myasthenia gravis			14
Abschlußuntersuchungen, keine myopathische Reaktionsform			
bei Muskelschwäche		72	
bei Inaktivitätsatrophie		34	
Untersuchungen bei Verdacht auf Dermato-(Poly)-Myositis			
Diagnose gesichert	64		
Diagnose unsicher	23		
bisher keine sicheren Symptome		64	
	„strukturelle" Myopathien	bisher unklare Muskelschwächen	„funktionelle" Myopathien

tion sind bei beiden Syndromen nicht different. Die Myotonia congenita Thomsen gehört zu den funktionellen Myopathien und selbst im Spätstadium treten klinisch und emg keine dystrophischen Symptome mehr auf.

2. Sogenannte Spätmyopathien vom dystrophischen Typ

Die proximale Extremitätenmuskulatur neigt im Praesenium und Senium zu chronischen exogenen Myopathien (NEVIN). SHY u. McEACHERN haben den Begriff der „menopausal muscular dystrophy" geprägt. Der erste Bericht über 5 männliche und 3 weibliche Kranke hat die Diskussion entfacht, bis heute konnte eine hormonelle Genese nicht erwiesen werden. WALTON u. ADAMS reihten sie nach ihren histologischen Befunden unter die Myositiden ein. Diese generelle Zuordnung kann nicht unterstützt werden. Gerade der günstige Effekt der im Alter nicht gleichgültigen Cortison-Therapie bei Myositiden ist eine Aufforderung, eine möglichst sichere Differenzierung zwischen den Spätmyopathien vom dystrophischen und vom myositischen Typ anzustreben. Das gelingt leider nur bedingt, trotz EMG und Muskelbiopsie.

Auch die deutsche Bezeichnung „klimakterische Myopathie" halten wir für unzweckmäßig. Sie ist nur ein Hinweis auf das Lebensalter, das Attribut wird aber zu leicht als Hinweis auf Endokrinopathie gewertet, die sorgfältige Durchuntersuchung vergessen. Eine solche ist aber erforderlich, weil die Spätmyopathien stets exogen entstehen.

Fall 12: K., H., ♂, geb. 20. 9. 1893 (23135/63). Bei dem 70jährigen Mann waren seit gut einem Jahr ein erheblicher Gewichtsverlust und zunehmende Muskelschwäche als Folge des etwa 5 Jahre lang bekannten Altersdiabetes, ohne familiäre Belastung, aufgefaßt worden. Nicht streng eingehaltene Diät und eine unzureichende Einstellung mittels Tabletten wurden als Ursache einer vermuteten Komplikation im Sinne der Polyneuropathie später vermutet. Appetitlosigkeit bei jetzt ausreichender Einstellung des Diabetes konnte den Verfall des früher kräftigen Mannes innerhalb der letzten Monate nicht ausreichend erklären. Magensäure normal. Auf Röntgenuntersuchungen des Magen-Darmtraktes mußte, nach Versuch, wegen allgemeiner Schwäche verzichtet werden. Die diffuse Metastasierung im ganzen Skelet ließ in erster Linie an ein Prostata-Carcinom denken. Eine cytostatische Behandlung mußte abgebrochen werden. EMG-Befund am Aufnahmetag: Bei vielfachen Ableitungen aus der Muskulatur sämtlicher Extremitäten unter Bevorzugung der am stärksten atrophischen proximalen Anteile findet sich ein überraschend gutes Aktivitätsmuster, das dem klinischen Effekt eindeutig als inadäquat anzusprechen ist. Im Schultergürtelbereich dominierend schmale spitze Potentiale rascher Entladungsfolge; die polyphasischen Aufsplitterungen sind eher verschmälert, sicher nicht verbreitert. Spontanaktivität an vielen Ableitepunkten nicht auffindbar.

EMG-Urteil: Sicher keine neurogene Störung im Sinne der diabetischen Spätkomplikation! Selbst mit einer sog. diabetischen Amyotrophie wäre der Befund nicht vereinbar. Keine positiven Zeichen einer Myositis. Der diffuse myopathische Charakter unter proximaler Betonung spricht für eine exogene Spätmyopathie. Fortsetzung der allgemeinen Diagnostik notwendig.

Durch die emg Untersuchung konnte bei dem 70jährigen Mann bereits am Aufnahmetag eine neurogene atrophische Parese und damit die bisher vermutete Komplikation des Diabetes ausgeschlossen werden. Die diagnostische Aufgabe wurde neu gestellt! Ergebnis: Pankreas-Carcinom. Therapeutische Konsequenzen ergaben sich leider nicht mehr. Der für die allgemeine Durchuntersuchung entscheidende emg Befund wäre wahrscheinlich ein Jahr früher auch möglich gewesen!

Die Feststellung einer Spätmyopathie muß eine umfassende Diagnostik auslösen. HENSON, RUSSEL u. WILKINSON haben als erste die Problematik tumorbedingter Myopathien erörtert. Aus den vielfältigen Berichten der letzten Jahre sei besonders auf SHY u. SILVERSTEIN (1965) verwiesen.

Bei 24 Patienten diagnostizierten wir in 5 Jahren durch EMG den dystrophischen Charakter einer Spätmyopathie ungeklärter Ursache; ²/₃ der Kranken waren weiblichen Geschlechtes. Wir halten eine ungezielte Corticosteroid-Therapie, wie sie besonders von ADAMS, DENNY-BROWN u. PEARSON, auch von SHY u. McEACHERN sowie WALTON u. a. bei solchen Fällen ungeklärter Spätmyopathie empfohlen wird, nicht für vertretbar. Dafür muß natürlich eine sorgfältige Verlaufskontrolle gefordert werden, um unter keinen Umständen die Zeichen der Myositis zu übersehen.

Die Frage, ob eine Thyreotoxikose ursächlich von Bedeutung ist bei Entstehung einer Spätmyopathie oder nur ein wesentlicher Partialfaktor, ist noch nicht geklärt. Ein Einfluß auf die Entwicklung eines myopathischen Syndroms kann nicht bestritten werden. Wir haben mehrere derartige Fälle beobachtet, von denen einer kurz berichtet werden soll.

Fall 13: Sp., F., ♂, geb. 25. 12. 1905 (1973/63). Vorgeschichte des 57jährigen Mannes, dessen Vater im 63. Lebensjahr an Muskelschwund, der lange bestanden haben soll, verstorben ist, zeigt keine Besonderheiten. 9 Monate vor der Klinikaufnahme erstmalig Schwäche in Armen und Beinen, seither zunehmender Schwund der Muskulatur. Zuletzt stellten sich Heiserkeit, Atemnot, Hitzegefühl und eine starke Schweißabsonderung ein. Die Untersuchung ergab eine diffuse Struma, eine Tachykardie, einen Tremor und vermehrte Schweißsekretion, Exophthalmus mit Graefeschen Zeichen, Einschränkung der Konvergenz. Schwäche und Atrophie der Muskulatur schultergürtelbetont, aber auch am Beckengürtel und an den Unterarmen. Keine Sensibilitätsstörungen. Reflexe regelrecht. Kreatinausscheidung im Urin auf über 50 mg pro die erhöht. Grundumsatz +62,9%, Radiojodstudium (Prof. HORST): Radiojodaufnahme 2/24 h = 73/74%, Radiojodaktivität des Serums nach 24 h = 1,89%. Prostigmintest negativ. Muskelbiopsie (Prof. Seitz): Myopathisches Gewebssyndrom.

EMG-Befund: Im rechten Quadriceps etwas Spontanaktivität, aber an den gleichen Stellen nur geringfügige Ausfälle motorischer Einheiten mit Verbreiterungstendenz der Aktionspotentiale. Insgesamt überwiegend jedoch eindeutig verschmälerte Aktionspotentiale und ein auffällig dichtes Aktivitätsmuster. Auch in der Fußhebergruppe und in der kleinen Handmuskulatur sowie im Deltamuskel vorzeitiger Interferenzcharakter des Aktivitätsmusters und wiederholt Verschmälerungen der Aktionspotentiale. Urteil: Eindeutig myopathisches Aktivitätsmuster. Eine neurogene Störung, insbesondere eine Systematrophie, ist mit Sicherheit auszuschließen.

Mit Hilfe der EMG und Muskelbiopsie konnte das Syndrom der Spätmyopathie diagnostiziert werden und die Behandlung der Thyreotoxikose führte zu einer schnellen Besserung.

Die Aufdeckung einer endokrinen oder metabolischen Störung als Ursache einer proximalen Myopathie im mittleren Lebensalter ist mit den bisher zur Verfügung stehenden Labormethoden oft nicht leicht.

Eine Osteoporose wird besonders bei Frauen häufig als Begleitsymptom einer Spätmyopathie vom dystrophischen Typ gefunden. Eine Osteoporose kann aber auch die einzige Bedingung einer Muskelschwäche sein, die als Spätmyopathie mißdeutet wird. So konnten wir bei 2 Patientinnen mit einer schweren Osteomalacie (H., G., 16684/61 u. 20424/61; Sch., H., 25737/62), bei denen Muskeldystrophie diagnostiziert worden war, emg und bioptisch eine Myopathie ausschließen. Die therapeutischen Konsequenzen der veränderten Diagnose waren erheblich! Das EMG einer der beiden

Kranken mit jahrelang bestehendem hochgradigem Adductorenspasmus, der zu erfolg-
losen operativen Behandlungen derselben führte, ließ lediglich gewisse Inaktivitäts-
zeichen erkennen, als Folge der schmerzbedingten Schonung der Muskulatur.

Bevor Muskelatrophien erkennbar werden, die lange durch Fettgewebe verdeckt sein können, wird eine Muskelschwäche nicht selten als Krankheit „Myasthenie" verkannt. Eine Abgrenzung der sog. „Myasthenia gravis pseudoparalytica", die auf einer Störung des neuromuskulären Überganges beruht, von den übrigen myasthenen Reaktionen ist emg durch Serien-
reizung möglich. Die EMG mit Nadelelektroden muß bei den Patienten mit „myasthenischem
Syndrom" aber stets auch durchgeführt werden, um nicht eine hinter dieser Reaktionsform
sich verbergende strukturelle Myopathie zu übersehen.
Im Rahmen von Ausschlußuntersuchungen haben wir bei 72 Patienten mit Muskelschwäche
ohne sichtbare Muskelminderung einen regelrechten emg Befund erhoben (Tab. 5). Bei 34 Fällen mit inaktivitätsbedingter Muskelminderung mäßigen Grades war der Befund nicht als
wertbar pathologisch zu bezeichnen. Dahinter verbargen sich verschiedenartige Allgemeinleiden
und schmerzbedingte Schonhaltungen.

3. Spätmyopathien vom myositischen Typ und die Dermato-(Poly-)Myositis

Myalgien und myogene Paresen der proximalen Muskelgruppen bilden das Leitsymptom. Wenn Schmerzen und auffällige entzündliche Symptome von Muskulatur
und Haut fehlen, liegt die Fehldiagnose progressive Muskeldystrophie, Spätmyopathie
oder progressive spinale Muskelatrophie nahe. Durch die Ausnutzung von EMG
und Muskelbiopsie hat im letzten Jahrzehnt die Myositis wieder stärkere Beachtung
gefunden (EATON, GARCIN et al., WALTON u. ADAMS, ERBSLÖH, PUFF).

WAGNER hat 1863 erstmals ein akut verlaufendes Krankheitsbild als „Polymyositis" beschrieben. HEPP sprach 1887 von einer Pseudotrichinose und UNVERRICHT führte 1891 den
Terminus „Dermato-Myositis" ein, wozu ihn die signifikante Koinzidenz mit entzündlichen
Hautreaktionen veranlaßte. Schon 1889 hatte v. STRÜMEL das Krankheitsbild in sein Lehrbuch
der speziellen Pathologie aufgenommen. Erst GOTTRON belebte 1930 das Interesse erneut und
definierte exakt die Hautveränderungen der Polymyositis. SCHUERMANN, der seit 1939 die um-
fassendsten Darstellungen in der deutschsprachigen Literatur gegeben hat, verweist auf das
Verdienst der Dermatologen in der Diagnose bis zum heutigen Tage. Er hält, da die Hautveränderungen in 80% der Fälle dieser Allgemeinkrankheiten des Organismus das Leitsymptom bilden und eine Beteiligung dieses Organes noch häufiger vorliegt, grundsätzlich die
Bezeichnung „Dermatomyositis" gegenüber „Polymyositis" für gerechtfertigt. ERBSLÖH tritt
für eine Abgrenzung der akuten oder subakuten Form der Dermatomyositis vom Typ WAGNER-
UNVERRICHT von den primär oder sekundär chronisch verlaufenden Fällen mit überwiegend
schubförmigem Charakter ein. Auch bei den schweren generalisierten Formen kann, wie auch
unsere Erfahrung lehrt, eine frühzeitige Cortison-Therapie erfolgreich sein. Insgesamt haben
SCHUERMANN u. HORNSTEIN statistisch bisher noch keine signifikante Veränderung der Letali-
tätsquote durch die Fortschritte in der Behandlung, die gerade bei diesen Kranken häufig
durch Kontraindikationen gehemmt wird, ermittelt. Die Sonderform der myositischen kom-
pletten externen Ophthalmoplegie haben MERTENS, PABST u. ESSLEN herausgestellt.

Für die Sicherung der Diagnose wird bisher sowohl seitens der Dermatologen als
auch der Neurologen und Internisten die histologische Bestätigung eines „myositischen
Gewebssyndroms" gefordert. Dazu ist nicht selten eine mehrmalige Probeexcision
erforderlich (ERBSLÖH, HERZBERG), zumal die morphologischen Stadien in dem kleinen
Gewebsstück nicht dem klinisch faßbaren Funktionszustand zu entsprechen brauchen.

4*

Seitz hat 1963/65 bei der Kontrolle unserer Muskelbiopsien aus 15 Jahren 2 myo-
sitische Gewebssyndrome entdeckt, die fehlgedeutet worden waren. Die klinischen
Diagnosen lauteten damals Muskeldystrophie mit Sklerodermie als Nebenbefund und
klimakterische Myopathie mit Polyarthritis rheumatica; nicht die Befundwertung der
EMG, aber die Beschreibung der Einzelheiten des EMG-Befundes von 1956/57 kann
aufgrund unserer zwischenzeitlich erworbenen Erfahrungen die nachträglich gestellte
Diagnose einer Myositis sogar stützen, was aber in gleichem Maße für die klinische
Symptomatik wie auch für die histologische Gewebsdiagnostik gilt.

Die emg Kriterien der Myositis galten bisher als unzulänglich, um die Diagnose
einer Myositis zu stützen. Eine Verkürzung der Aktionspotentiale soll häufig
stärker ausgeprägt sein als im gewöhnlichen „myopathischen" Aktivitätsmuster,
bei gleichzeitiger Vermehrung „fein-polyphasischer Aufsplitterungen". Zusätzlich
sind auch vermehrte Insertionsaktivität und Spontanaktivität in Form von Fibrillenpotentialen, gelegentlich mit Serienentladungen als Zeichen der Übererregbarkeit peripherer Abschnitte des Motoneurons geschrieben worden (Guny u.
Mitarb., Buchthal u. Pinelli; Rodriquez u. Oester, Garcin u. a.).
Ist neben einem myopathischen Aktivitätsmuster auch Spontanaktivität erheblichen Grades nachzuweisen, also ein „Mischbild" zwischen EMG-Symptomen
einer Myopathie und einer sog. neurogenen Symptomatik (Abb. 8, s. S. 79), so
sehen wir in Übereinstimmung mit Struppler diesen Befund als *beweisend* an
für eine akute oder subakute Myositis (Puff, 1964). Eine derartige emg Kombination ist auch von uns bei noch keinem anderen Krankheitsbild gesehen
worden.
Die Spontanaktivität wird überwiegend auf eine Mitbeteiligung der Nervenfasern
bezogen. — Den Begriff „Neuromyositis" hatte bereits 1893 Senator geprägt
für Fälle mit zusätzlicher Beeinträchtigung der Reflexe und in gewissem Grade
auch der Sensibilität. Die Einbeziehung der motorischen Endplatten, der sensiblen
Endorgane sowie der Endstrecken von Muskel- und Hautnervenästen in den interstitiellen entzündlichen Prozeß ist aber eine zwangsläufige Begleiterscheinung der
schweren Formen der Dermatomyositis. Brückel, Pfeiffer u. Krücke haben
1951 darauf hingewiesen, später auch Adams, Denny-Brown u. Pearson. —
Nach unserer Erfahrung ist die Mitbeteiligung peripherer Nervenendaufzweigungen an der Symptomatik jedoch selten. Wir glauben, daß zumindest die ungewöhnlich lebhafte Spontanaktivität der subakuten Verlaufsformen ganz überwiegend auf Verschiebungen der Ionenkonzentrationen zurückzuführen ist; der
Zusammenhang mit Gewebsödemen und das vereinzelt überraschend kurzfristige
Abklingen der Spontanaktivität nach Therapiebeginn (vgl. S. 46) sind von uns
als entsprechende Fakten angeführt worden. Auch Buchthal hat darauf verwiesen, daß die spontanen Entladungen bei Polymyositis und Adynamia episodica
familiaris ebenso berechtigt als Ausdruck einer Änderung des Elektrolytgehaltes
der Umgebungsflüssigkeit aufgefaßt werden könnten wie als Zeichen einer Neuromyositis (vgl. S. 12). Pseudomyotone Serienentladungen sind auch von uns bei
den myositischen Myopathien am häufigsten beobachtet worden.
Im chronischen Stadium bei partieller Heilung unter Defektbildung gelten die
emg Kriterien jedoch für unzuverlässiger als das histologische Ergebnis, wozu wir
noch Stellung nehmen werden. Die rein intestitiellen Myositiden leichten Grades

entziehen sich aus technischen Gründen dem emg Nachweis (vgl. S. 47/48) und die seltenen granulomatösen Formen sind artdiagnostisch nur durch die histologische Gewebsdiagnostik zu erfassen.

a) Polymyositis und Dermatomyositis

Dem Bericht über eine ungewöhnlich große Zahl von Untersuchungen * bei Verdacht auf myositische Myopathien soll die ausführliche Darstellung einer akuten Verlaufsform ohne Hautveränderungen, also aus der sog. *Polymyositis*-Gruppe vorangestellt werden.

Fall 14: V., L., ♂, geb. 14. 11. 1928 (26584/61, 16484/62). Anamnese des 35jährigen Mannes ohne Besonderheiten. In der Familie keine Muskelkrankheiten bekannt. Im Rahmen eines fieberhaften Infektes hatte sich 10 Monate vor der Erstaufnahme eine Schwäche der Beckengürtel- und im Verlauf von 2 weiteren Wochen der Schultergürtelmuskulatur entwickelt. Gewichtsverlust von 15 kg. Deutliche Atrophie der Muskulatur. Keine Hautveränderungen, keine Weichteilschwellungen, kein Muskelschmerz! Zuweisungsdiagnose: Progressive Muskeldystrophie.

Reduzierter Allgemeinzustand. Internistisch nichts Auffälliges. Neurologisch: Gesichtsmuskulatur o. B., Schluckakt geringfügig behindert. Atrophie und Schwäche der Schultergürtel- und Oberarmmuskulatur, deutliche Schwäche der Unterarmmuskulatur. Nackenmuskulatur ebenfalls kraftgemindert, aber keine Atrophie. Schwäche der Oberschenkel- und Hüftmuskulatur mit mäßiger Atrophie, watschelnder Gang. Keine Kontrakturen. Propriozeptive Reflexe schwach, aber sicher auslösbar. Keine Pyramidenbahnzeichen. Keine Hautbeteiligung. Rheumafaktoren, LE-Zellen-Test negativ. Histologischer Befund (Prof. SEITZ): Myositisches Gewebssyndrom.

EMG-Befund: Ungewöhnlich hochgradige Spontanaktivität in Form von Fibrillenpotentialen, wobei kaum positive monophasische Potentiale zu beobachten sind. Diese Spontanaktivität erstreckt sich bis in die distalen Abschnitte der Extremitätenmuskulatur. Auf Willkürinnervation wird vorzeitig Interferenzcharakter des Aktivitätsmusters erreicht, wobei fast sämtliche Aktionspotentiale eindeutig verschmälert sind. Urteil: Extremes myopathisches Aktivitätsmuster gleichzeitig mit hochgradiger Spontanaktivität. Ein derartiges Mischbild findet sich nur bei Myositis, wenn wir es bislang so stark ausgeprägt auch noch nicht beobachten konnten.

Kontrollbefund nach Cortison-Therapie Juli 1962: Trotz beruflicher Belastungen als Bauingenieur weiter kontinuierliche Besserung, kaum noch behindert. Restschwäche der proximalen Extremitätenmuskulatur.

EMG: Weiterhin vorzeitiger Interferenzcharakter des Aktivitätsmusters mit deutlicher Verschmälderung der Einheiten. Spontanaktivität nur noch vereinzelt, aber noch deutlich nachweisbar! Urteil: Noch deutliche Restsymptome subakuter myositischer Veränderungen am stärksten in der Oberarmmuskulatur nachweisbar. Warnung vor zu starker Belastung!

Juli 1963 nur briefliche Nachricht: Beschwerdefrei. Kein Rezidiv bekanntgeworden, zumindest bis 1967.

Da Hautveränderungen und Muskelschmerz fehlen, war eine progressive Muskeldystrophie vermutet worden. Kurzfristige Entwicklung der Paresen bei dem Mann im mittleren Lebensalter und der EMG-Befund sicherten bereits die Diagnose: Polymyositis. Das histologische Ergebnis diente lediglich als Bestätigung. Die emg Kontrolluntersuchungen ließen erkennen, daß trotz des überraschend schnellen klinischen Erfolges unter Cortison-Therapie noch lange Zeit deutliche Veränderungen generalisiert in der Muskulatur nachweisbar blieben.

---

* Herrn Prof. KIMMIG danke ich herzlich für die Zustimmung zur Berücksichtigung der Fälle, die auf Veranlassung der Univ.-Hautklinik in unserem EMG-Labor untersucht wurden.

Ein noch günstigerer Verlauf bei einer 40jährigen Frau, die wir leider nicht nachuntersuchen konnten, sei erwähnt (M., I., 4860/62): Distalbetonte Schmerzen bei Gewebsödem und motorischer Schwäche hatten sich kurzfristig entwickelt. Geringfügige Rötung der Gesichtshaut mit Palpationsempfindlichkeit. Reflexe und Sensibilitätsstatus waren regelrecht. Im EMG zeigte sich an der Streckseite von Unterarm und Unterschenkeln 1. hochgradige Spontanaktivität und 2. ein *vorzeitig* ungewöhnlich dichtes, also myopathisches Aktivitätsmuster. Damit war die Diagnose: Dermatomyositis gesichert. Sie wurde durch Biopsie (Prof. HERZBERG) bestätigt. Bereits 3 Wochen nach Cortison-Behandlung war die Patientin beschwerdefrei. Im EMG fand sich keine Spontanaktivität mehr; die Schädigung der Muskulatur kam in verschmälerten und spitzpolyphasisch aufgesplitterten Aktionspotentialen mit vorzeitigem Interferenzcharakter jedoch noch deutlich zum Ausdruck. Ein Rezidiv ist innerhalb von 3 Jahren nicht bekanntgeworden.

In der Berichtszeit haben wir in unserer Klinik 20 Patienten durchuntersucht. Bei 14 Kranken waren Hautveränderungen nicht zu erkennen, während 6 das Bild der Dermatomyositis boten.

Eine Patientin verweigerte die Muskelbiopsie, bei 2 Männern hat die bisher nur einmal durchgeführte Probeexcision kein eindeutiges histologisches Ergebnis gebracht, gleichwohl reichten u. E. Klinik und EMG-Befund bei den 3 Fällen, die Cortison-Therapie einzuleiten.

In den übrigen 17 Fällen gab der histologische Befund den letzten diagnostischen Rückhalt. Bei 4 Patienten bestand emg nur ein myopathisches Aktivitätsmuster, allerdings mit vagem Verdacht auf die myositische Form; der EMG-Befund war bei 3 weiteren Patienten noch unsicherer.

Die in Tabelle 6 aufgeführten Patienten sind während einer Zeitspanne von 5 Jahren vom Verfasser selbst, überwiegend mehrmals, emg und neurologisch untersucht worden. Die Bedeutung der einheitlichen Bewertung der Untersuchungskriterien und die erworbene Erfahrung für die Beurteilung emg Kriterien insbesondere durch Verlaufsbeobachtung bei diesem ja keinesfalls einheitlichen Krankheitsbild der Muskulatur soll durch diesen Hinweis nur hervorgehoben werden. Ähnliches Zahlenmaterial ist in der Weltliteratur lediglich durch die zusammenfassende Darstellung der Polymyositis durch ROSE u. WALTON bekanntgeworden.

Innerhalb von 5 Jahren haben wir wegen Verdachtes auf eine Dermatomyositis 37 Patienten der Univ.-Hautklinik emg und 7 Patienten mit der Sklerodermie untersucht. Für die Beurteilung der Dermatomyositis-Fälle wurden jeweils die histologischen, klinischen und emg Befunde gegenübergestellt. Die Diagnose wurde als sicher angenommen, wenn alle 3 Kriterien übereinstimmten. Dies war bei 18 Untersuchten der Fall, 6mal war auch der EMG-Befund eindeutig. Bei den meisten Kranken im chronischen Stadium gelingt es jedoch relativ selten, in Randgebieten der Haut-Muskeldefekte noch Spontanaktivität aufzufinden, überwiegend muß man sich bei derartigen Krankheitsverläufen mit der emg Objektivierung eines myopathischen Aktivitätsmusters zufriedengeben.

Bei 7 Fällen konnte die Diagnose einer Dermatomyositis als überwiegend wahrscheinlich bezeichnet werden, da zumindest 2 der 3 Kriterien eindeutig positiv ausfielen. Bei 3 Fällen dieser Patienten-Gruppe war das EMG jedoch ohne wertbar pathologischen Befund, was 2mal jedoch darauf zurückgeführt werden konnte, daß von den empfindlichen Patientinnen nur eine unzureichende und damit lediglich orientierende Nadeluntersuchung zugelassen wurde. 3mal war der histologische Befund unsicher, die emg Hinweise erlaubten jedoch, in Verbindung mit klinischem Verlauf die Diagnose wahrscheinlich zu machen.

In 4 Fällen haben wir die Diagnose als fraglich bezeichnet, da dem dermatologisch gut begründeten Verdacht lediglich ein nicht beweisender EMG-Befund zugeordnet werden konnte. Bei 8 Untersuchten ergaben alle 3 Untersuchungsmethoden keine sicheren Hinweise auf eine Dermatomyositis, die Verdachtsdiagnose bei der Aufnahme konnte nicht aufrechterhalten werden, in 4 dieser Fälle war das EMG jedoch nicht als normal anzusprechen.

Bei unseren Kranken mit Sklerodermie konnten wir nur im Frühstadium eine Diskrepanz zwischen dem EMG-Befund in der Muskulatur unter veränderten Hautgebieten zu dem noch weitgehend unauffälligen Aktivitätsmuster in noch nicht befallenen Körperabschnitten feststellen. In Randgebieten von Hautveränderungen fanden sich in 2 Fällen fleckförmige myositische Symptome. Die generalisierten Formen ließen nur ein myopathisches Aktivitätsmuster mit generalisierter Verkürzung der Aktionspotentiale erkennen.

HAUSMANNOVA-PETRUSEWICZ, STEINBRECHER u. a. Autoren haben über extreme Aktionspotentialverkürzungen bei generalisierter Sklerodermie auch in klinisch noch unverdächtigen Muskelgruppen berichtet. Wir haben Bedenken, lediglich aus einem eindeutig myopathischen Aktivitätsmuster den diagnostischen Rückschluß auf eine Myopathie zu vollziehen, besonders wenn der Befund generalisiert in allen Muskelgruppen zu erheben ist. So konnten wir uns von echten sekundären Myopathien weder bei 2 Fällen von SHEEHAN-Syndrom noch bei mehreren Patientinnen mit Anorexia nervosa überzeugen. Die Zahl der an der Nadelelektrode erfaßten motorischen Einheiten ist hier wahrscheinlich größer als im normalen Muskel. Schwierig ist die Entscheidung auch bei kachektischen Patienten oder bei Inaktivitätsatrophie im Rahmen einer Osteoporose, wenn eine vermehrt polyphasische Deformierung der Aktionspotentiale oder zumindest eine signifikante Reduzierung der Amplitude nicht als zusätzlicher emg Befund zu objektivieren ist. — Gewisse „myopathische Aspekte" im EMG (auffällig dichtes Interferenzmuster schmaler Aktionspotentiale) sind bei Asthenikern und bei Abmagerung aus verschiedenen Gründen keine Seltenheit; ein derartiger konstitutionsentsprechender Befund darf nicht überwertet werden. — Die Konvergenz von zumindest 2 emg Kriterien ist vor einer verbindlichen diagnostischen Äußerung zu fordern.

Lokal begrenzte myositische Prozesse konnten bei 7 Patienten gefunden werden. Die häufig zu beobachtenden, durch Aufliegen bedingten Reizzustände der Muskulatur (z. B. auch bei Gips) wurden in der Tabelle 6 ebenso wenig berücksichtigt wie einige Fälle von sog. Myositis ossificans.

Bei 7 Patienten mit klinisch auffälliger Konsistenzänderung der Muskulatur haben wir myositische Veränderungen nicht gefunden.

17 Untersuchungen wegen Myalgie ergaben keinen wertbar pathologischen Befund im EMG. Schmerzhafte myositische Begleitreaktionen bei Infekten, bei akuten rheumatischen Erkrankungen und der primär chronischen Polyarthritis resultieren aus herdförmigen interstitiellen entzündlichen Infiltraten ohne nennenswerten Muskelparenchymschaden. Diese sind aus methodischen Gründen mittels Nadelelektromyographie, die in erster Linie einen Einblick in den Funktionszustand der elektroden-

nahen Muskelfasern vermittelt, nicht sicher zu erfassen. Routinemäßige emg Untersuchungen dieser Kranken haben wir daher nicht durchgeführt.

Aus Tabelle 6 geht hervor, daß das Syndrom der „Spätmyopathie mit myositischem Charakter" emg 15mal diagnostiziert worden ist; 8 Fälle können als gesichert gelten. Bei weiteren Patienten mit myalgischen und myasthenischen Funktionsstörungen der Gliedmaßen konnten wir uns nicht von einem wertbar pathologischen Befund überzeugen.

Tabelle 6. *EMG-Untersuchungen bei Myositisverdacht (1960—1964)*

	Anzahl der Fälle			
(Poly-)Myositis bestätigt	14			
Dermatomyositis bestätigt	6			
Dermatomyositisfälle der Univ.-Hautkl.				
Diagnose gesichert	18			
Diagnose wahrscheinlich	7			
Diagnose fraglich		4		
keine positiven Symptome			8	
Abschluß-Diagnose: Sklerodermie				7
Lokale Myositis				
bestätigt	7			
nicht nachweisbar			7	
Ausschlußuntersuchungen				
bei Myalgien (EMG o. B.)			17	
Spätmyopathien				
myositische Form	8	7		
Muskeldefektzustände				
an oberen Gliedmaßen				
Zustand nach myositischem Schub	4	12		
Proximalbetonte neurogene Paresen				
kein Myositisverdacht			10	
Spätmyopathien				
dystrophischer Typ			24	
	64	23	66	7
	Myositis		keine	
	Diagnose		Myositis	
	gesichert	unsicher	nachweisbar	Sklerodermie

Die statistische *Auswertung emg Einzelbefunde* (Abb. 11, s. S. 83) läßt bei der Myositis-Gruppe ohne Hautbeteiligung, also der Polymyositis und den myositischen Spätmyopathien, eine auffällige distale Betonung der Paresen erkennen. Die Streckergruppe an den Unterschenkeln ist bevorzugt befallen und die Tendenz zur Narbenbildung ist in der Fußhebergruppe besonders stark ausgeprägt. Die Dermatomyositis ist dagegen häufiger proximal betont und läßt ein Überwiegen des Schultergürtels erkennen.

Umschriebene Muskeldefekte sind überwiegend an den Oberarmen lokalisiert; ein Zustand nach myositischen Schüben läßt sich oft nicht mehr gegen eine obere Plexusschädigung abgrenzen (vgl. S. 51/52).

Emg Befunde bei den Spätmyopathien vom dystrophischen Typ lassen, im Gegensatz zur Myositis ohne Hautbeteiligung, eindeutig eine Bevorzugung der proximalen Muskelgruppen des Beckengürtels erkennen.

Für die klinische Differentialdiagnose ergibt sich daraus, daß bei *exogenen Spätmyopathien mit distaler Betonung* oder auffälliger Narbenbildung in der Peronaeusmuskulatur *stets der Verdacht auf eine myositische Form* gerechtfertigt ist (s. u., Fall 15).

b) Primär chronische Myositis

Vorteile der „klinischen" EMG

Während subakute Polymyositis und Dermatomyositis verhältnismäßig sicher zu diagnostizieren sind, tauchen bei *chronischen Formen* oder im Intervall nach myositischen Schüben erhebliche diagnostische Schwierigkeiten auf, nicht nur hinsichtlich der emg, sondern auch der histologischen Kriterien, ganz besonders dann, wenn Hautveränderungen fehlen. Eine Erhöhung der Serumenzymaktivitäten und eine Kreatinurie können auch nur im Schub erwartet werden.

Die rechtzeitige Erkennung eines „myositischen Syndroms" hängt bei den chronischen Myositiden weitgehend von dem Umfang der Erfahrung des Untersuchers und seiner kritischen Wertung der diagnostischen Hilfsmittel ab.

Die emg *Verlaufsbeobachtung* bei *akuten Polymyositis*-Fällen und auch bei gesicherter *Dermatomyositis* mit Übergang in das chronische und Narbenstadium hat uns Hinweise für Kriterien ergeben, aus denen eine primär chronische Myositis zumindest zu vermuten ist: Bei Ausheilung mit Muskeldefekten findet sich in deren Zentrum ein emg-stummer, bindegewebiger Ersatz der Muskulatur. Am Randgebiet folgt eine Zone, aus der Einzelaktionspotentiale hoher und breiter Amplitude bis zu einem gemischten Aktivitätsmuster mit hochgradigen Ausfällen motorischer Einheiten abgeleitet werden können, also Befunde, die an einen Zustand nach neurogener Partialschädigung denken lassen. Danach folgt meist ein Übergang in eine Zone, in welcher Verschmälerungen der Aktionspotentiale als Ausdruck einer Myopathie gefunden werden, ganz selten, und zwar stadienabhängig, gleichzeitig auch Spontanaktivität, also die Characteristica einer Myositis.

Die Zonen mit EMG-Veränderungen, die die „Myopathie" erkennen lassen, sind besonders an der Grenze zu normalem Muskelgewebe anzutreffen.

Abhängig vom Prozeß-Stadium kann an den Befund eines „neurogenen Defektzustandes" gedacht werden, ein unerfahrener Untersucher kann die Zonen und Inseln mit den emg Kriterien myopathischer Gewebsveränderung übersehen.

Auch die histologische Gewebsdiagnostik ist in derartigen Stadien von der Auswahl der Excisionsstelle unter „emg Führung" weitgehend abhängig.

Im Verlauf subakuter Polymyositis-Fälle konnten wir wiederholt ähnliche EMG-Befunde registrieren, wie wir sie bereits von gesicherten Fällen einer Dermatomyositis chronischer Verlaufsform kannten. So drängte sich bald die Frage auf, ob sich in den uncharakteristisch erscheinenden EMG-Befunden nicht doch Kriterien ermitteln ließen, die zumindest den Verdacht auf einen myositischen Prozeß, auch bei primär chronischen Verläufen und Narbenstadien, rechtfertigen würde.

Bei Kranken mit chronischer Myositis fiel uns eine auffällig fleckförmige Verteilung des myopathischen Aktivitätsmusters auf. Fein-polyphasische Aufsplitterungen der amplitudenniedrigen schmalen Aktionspotentiale sind besonders häufig. Vereinzelt findet sich vermehrte Insertionsaktivität, ohne daß dieser eine beweisende Bedeutung zuzumessen wäre. Neben derartigen Zonen sind bindegewebige indurierte Abschnitte ohne Aktionspotentiale festzustellen. Sie sind Ausdruck des schubförmigen Verlaufes, in den Randgebieten können Verbreiterungen der Aktionspotentiale beobachtet werden. Auch Areale mit weitgehend normalem Innervationsmuster und ohne signifikante Veränderungen der Aktionspotentiale lassen sich feststellen. Die sehr unterschiedliche Muskelkonsistenz ist beim Einstich der Nadelelektrode besser zu ertasten als durch sorgfältige Palpation. Man trifft also nebeneinander auf Muskelgewebe mit normaler Funktion, mit unterschiedlich gestörter Funktion und auf elektrisch stille Narben. Dieses bunte Bild in den einzelnen Muskelindividuen ist nach unserer Erfahrung charakteristisch für eine chronische Myositis! (S. auch PUFF, 1965; PUFF u. ZSCHOCKE, 1966.)

Probleme, wie sie hier die Myositis aufgibt, sind nicht durch Frequenzanalysen oder statistische Mittelwerte aus Aktionspotentialmessungen in 1—2 Muskeln zu lösen. Der Wert einer derartigen stadienabhängigen umfassenden „Momentaufnahme" soll nicht bestritten werden. Die *Vorzüge der „klinischen" Elektromyographie* liegen in der Direktbeobachtung des fleckförmig unterschiedlichen Schädigungsgrades und in der Ermittlung der Verteilung des Prozesses in den einzelnen Muskeln und ihren Abschnitten.

Die EMG hat bei der Diagnostik der Myositiden, wenn sie ihre methodisch bedingten Grenzen einhält, gegenüber der Muskelbiopsie den Vorteil, daß die klinisch verdächtigen Bezirke in großer Zahl und wiederholt untersucht werden können.

Selbst wenn derartige emg Feinbefunde auch noch keinen beweisenden Charakter haben, so stimulieren sie zur Überprüfung der histologischen und chemischen Befunde sowie der klinischen Überlegungen.

Fall 15: D., G., ♂, geb. 2. 1. 1910 (3957/64). Der 54jährige Mann hatte einer proximalbetonten Muskelminderung vor 6 Jahren keine Bedeutung beigemessen, da weder Schwächen noch stärkere Schmerzen aufgetreten waren. Vor 3 Jahren hat sich eine Schwäche der rechten Hand beim Schreiben unangenehm bemerkbar gemacht. In den letzten Monaten führte eine Behinderung beim Treppensteigen in ärztliche Behandlung. An den inneren Organen kein sicher pathologischer Befund. Deutliche und proximalbetonte Muskelatrophie mit entsprechender Kraftminderung an allen Gliedmaßen. Reflexe regelrecht, keine Sensibilitätsstörungen. Keine Pyramidenbahnzeichen. Keine Schmerzen, keine febrilen Temperaturen. Antistreptolysintiter 1000 ASE, übrige Rheumafaktoren o. B., Kreatinurie mit über 100 mg-%/d. Enzymaktivitäten erheblich vermehrt.

Erste Muskelbiopsie (Prof. SEITZ): Myopathisches Gewebssyndrom ohne entzündliche Reaktionen.

EMG-Befund: In der Fußhebergruppe, links stärker als rechts, bei einer großen Zahl von Ableitungen fast ausschließlich stark verschmälerte Aktionspotentiale niedriger Amplitude, mit z. T. fein-polyphasischer Aufsplitterung. Vorzeitiger Interferenzcharakter des Aktivitätsmusters. Fleckförmig in den gleichen Muskelindividuen bindegewebige Narben und in Übergangszonen deutliche Lichtung des Aktivitätsmusters im Sinne von Ausfällen motorischer Einheiten. In Wadenmuskulatur, Quadriceps, Pectoralis und besonders Deltamuskel fleckförmig unterschiedliche Befunde mit Überwiegen verschmälerter Aktionspotentiale. In der kleinen Handmuskulatur nur vereinzelt Verdacht auf Verschmälerung von Aktionspotentialen. Urteil: Fleckförmig unterschiedlich ausgeprägtes myopathisches Aktivitätsmuster. Daneben auch Reduzierung der Aktionspotentialzahl bis zur völligen Aufhebung in bereits offenbar bindegewebig induriertem Gewebe mit Konsistenzänderung. Keine sichere Spontanaktivität, so daß dem Befund keine Beweiskraft im Sinne einer Myositis zuzusprechen ist.

EMG-Diagnose: Spätmyopathie, Verdacht auf myositische Form. Nochmalige Muskelbiopsie aus dem M. tibialis anterior (Prof. SEITZ): Aufgrund verhältnismäßig häufiger Einzelfasermyolysen lautete jetzt das Urteil: Primär degenerativer Muskelprozeß mit Verdacht auf chronische Polymyositis.

Emg fanden sich Beweise nur im Sinne einer Myopathie, eine neurogene Muskelatrophie konnte als ausgeschlossen gelten. Bindegewebige Narbenbildung an Beinen eindeutig distal betont, d. h. besonders in Fußhebergruppe bds. Die emg Erfahrung der letzten Jahre veranlaßte uns jedoch, auf eine Kontrolle der Muskelbiopsie zu drängen. Die klinische Verdachtsdiagnose einer schubförmig verlaufenden chronischen Polymyositis wurde in diesem Falle auch durch Kreatinurie und erhöhten Antistreptolysintiter gestützt. Schließlich konnte durch Convergenz sämtlicher Befunde die Diagnose gesichert werden. Eine Kontraindikation gegen Steroid-Therapie bestand nicht. Der weiterhin günstige Verlauf kann jedoch nicht als Therapieerfolg verzeichnet werden, da offensichtlich zuvor schon 2 Schübe einer wahrscheinlich myositischen Erkrankung spontan abgeklungen waren.

Bei 14 weiteren Patienten haben wir innerhalb von 5 Jahren aufgrund der emg Untersuchung eine myositische Form der Spätmyopathie angenommen. Histologisch wurde in diesen Fällen 2mal ein myopathisches Gewebssyndrom diagnostiziert, 2mal war ein derartiger Befund nur sehr unsicher zu vermuten. 2 Gewebsstücke zeigten keine pathologischen Veränderungen und 2 Biopsien waren wegen zu starker Veränderungen des Materials nicht zu beurteilen. Im Falle eines ungünstigen Verlaufes wäre in diesen Fällen zur ausreichenden Begründung der Indikation für eine Corticosteroid-Behandlung eine erneute Muskelbiopsie unter sorgfältiger emg Auswahl der Probeexcisionsstelle zu fordern gewesen. Zu Recht verlangt ERBSLÖH notfalls mehrere histologische Untersuchungen bei klinischem Verdacht auf myositische Myopathie.

c) Verdacht auf Muskeldefekte nach Myositis

Erworbene Defektzustände der Muskulatur ermöglichen nachträglich weder emg noch histologisch einen Rückschluß auf ihre Genese. Wir haben 16 Patienten während der Berichtszeit in eine langfristige Verlaufskontrolle übernommen, da nach Anamnese und bisheriger Entwicklung in erster Linie an einen Zustand nach myositischen Schüben zu denken ist. Obwohl emg Characteristica für einen Zustand nach neurogener Schädigung festzustellen waren, hielten wir es nicht für vertretbar, die Sonderform einer spinalen Muskelatrophie vom Typ Vulpian-Bernhardt zu diagnostizieren (vgl. S. 20).

Im Schrifttum sind für die chronische Dermatomyositis derartige Muskeldefekte wiederholt beschrieben. SCHUERMANN u. HORNSTEIN hielten ausgestanzte Defekte an einzelnen Muskeln des Schultergürtels sogar für charakteristisch, selbst wenn sie symmetrisch waren. Sie verweisen darauf, daß Hauterscheinungen und Muskelveränderungen jahrelang voneinander getrennt auftreten können, so daß die Dermatomyositis oft nur zu „erahnen" sei (GOTTRON, GERTLER, SCHUERMANN u. a.).

Als Beispiel für diese Patienten-Gruppe seien 2 Fälle angeführt, deren Veränderungen an Muskulatur und Haut aus Abb. 12 (s. S. 84) ersichtlich sind. (D., F., ♂, geb. 24. 3. 1919 8343/59 u. G., O., ♂, geb. 1. 8. 1906 1034/61). Inspektion und Untersuchungsbefund beider Patienten lassen einen Zustand nach Myositis vermuten, bei D. war 10 Jahre vor unserer Erstuntersuchung sogar die Diagnose einer Dermatomyositis gestellt worden. Emg konnten wir selbst in Randgebieten der Muskeldefekte keine Feinsymptome im Sinne myopathischer Veränderungen auffinden. Das muskelatrophische Gebiet ließ nur den Defekt erkennen, in welchem die restlichen Aktionspotentiale mit Verbreiterung bei relativ hoher Amplitude und sogar partiell polyphasischer Deformierung eindeutig den Charakter eines Zustandes nach neurogener Schädigung trugen! In der übrigen Körpermuskulatur regelrechter emg Befund. Die Muskelbiopsie aus der Übergangszone des Schädigungsgebietes hat bei beiden Patienten keine krankhaften Gewebsveränderungen erkennen lassen.

Bei den übrigen 14 Fällen der Berichtszeit mit teilweise symmetrischen, ausgestanzten Defekten im M. biceps und triceps mit ähnlichem emg Befund liegen 3 histologische Ergebnisse vor, die ebenfalls für einen Zustand nach neurogener Muskelatrophie sprechen. Bei sämtlichen Patienten ist auch zwischenzeitlich keine Progredienz oder Veränderung des Muskeldefektes eingetreten, was u. E. für unsere bisherige Zuordnung zur Gruppe myositischer Defektzustände und zumindest gegen die differentialdiagnostische Möglichkeit einer gutartigen Form der Systematrophie spricht. Für 6 dieser Fälle kann allerdings ein Zustand nach partieller Plexusschädigung letzlich nicht als ausgeschlossen gelten, obwohl die bds. Störung sehr ungewöhnlich wäre.

Die zuletzt besprochenen Patienten-Gruppen demonstrieren besonders deutlich die *Abhängigkeit der Treffsicherheit* beider *diagnostischer Hilfsmittel*, der EMG und der Muskelbiopsie *vom Krankheitsstadium*. Die einseitige Entscheidung zugunsten der histologischen Methode, die besonders in der angelsächsischen Literatur vertreten wird, halten wir aufgrund unserer vorstehend angeführten Beispiele und unserer vergleichenden Erfahrungen heute selbst für die Gruppe der Myositis nicht mehr für gerechtfertigt.

VII. Zusammenfassung und Besprechung der wichtigsten allgemeinen Ergebnisse

Die Grundlagen für die emg Differentialdiagnose muskulärer Störungen wurden in Speziallaboratorien erarbeitet. Grenzen sowie Fehlerquellen der Methode sind bekannt. Klinische Frage und gezielte Nadelinsertionen durch einen erfahrenen Kliniker sind Voraussetzung für eine sinnvolle Anwendung der EMG als Routineuntersuchung. Diese „klinische EMG", deren Wert wir an einem innerhalb von 5 Jahren einheitlich untersuchten Material hier überprüften, bedarf des Kompromisses zwischen zumutbarer Belästigung des Patienten und den Wünschen nach einer optimalen Zahl von Ableitungen. Die EMG ist ein unentbehrliches diagnostisches Hilfsmittel, darf aber weder überfordert noch überwertet werden.

Ableite-Technik

Die Untersuchung mit Nadelelektroden ist für Kinder besonders belastend. Entspannung der Muskulatur nach Nadelinsertion und maximale Willkürinnervation werden als Kriterien für eine ausreichende Beurteilung des Funktionszustandes der in der Umgebung der Nadelspitze erfaßbaren motorischen Einheiten benötigt. Entspannung ist auch bei Kindern oft mit Geduld zu erreichen, gute Abwehrbewegungen lassen sich jedoch nur für wenige Muskelgruppen erzwingen. Eine freiwillige *„Mitarbeit"* ist bis zum 10. Lebensjahr, selbst bei ruhigen Kindern, nur für wenige „Stichproben" zu erwirken, sie entfällt für das Säuglings- und Kleinkindesalter ganz. Die Indikation zur EMG sollte bei Kindern daher sorgfältig überprüft werden, sie erfordert das Konsilium mit dem Spezialisten und nicht nur die Überweisung mit globaler Fragestellung (vgl. S. 5, 16, 17 u. 18).

Derartige untersuchungstechnisch bedingte Schwierigkeiten bestehen bei Jugendlichen und Erwachsenen nicht. Eine zur Urteilsbildung ausreichende Untersuchung ist durch sorgfältige Wahl der Ableitepunkte meist möglich.

Der klinische Befund bestimmt den Untersuchungsgang. Nach Orientierung im Zentrum des Schädigungsgebietes und Vortasten zu den Randzonen darf auf einen Seitenvergleich auch bei lokalisiert erscheinenden Störungen nicht verzichtet werden, um einen generalisierten Prozeß nicht zu übersehen. Das Gebiet der pathologischen Veränderungen muß also sorgfältig eingegrenzt und eine Generalisation ausgeschlossen werden.

EMG-Untersuchungen wegen allgemeiner Muskelschwäche bei Patienten ohne deutlich erkennbare Muskelatrophien beginnen wir in der Muskulatur der Fußhebergruppe unter Bevorzugung des M. tibialis anterior, da im Peronaeusbereich erfahrungsgemäß die vulnerabelste der motorischen Bahnen erfaßt wird. An den Händen untersuchen wir den M. adductor pollicis, Hypothenar und laterale Thenarabschnitte.

Zusätzlich erfolgen einige Nadelinsertionen im M. quadriceps, in der Wade, dem Deltamuskel und der Streckergruppe am Unterarm. Das genügt als orientierende Untersuchung; besteht aber der dringende Verdacht auf myopathische oder neurogene Schäden, so muß die Ableitung in den genannten Muskelgruppen intensiviert und in proximalen Abschnitten, d. h. am Schulter- und Beckengürtel ergänzt werden. Eine systematische Untersuchung der kleinen Fußmuskulatur ist, selbst bei Sensibilitätsstörungen, nur wenigen Patienten zumutbar. Dieses routinemäßige Vorgehen (Routine-Schema) hat sich zum Ausschluß klinisch latenter Paresen bewährt. (Vgl. S. 30.)

Zum systematischen Aufsuchen signifikanter Veränderungen besonders im Frühstadium von Myopathien hat sich an unserer Klinik folgende Technik bewährt: Man verlagert bei Aufforderung zu schwacher Anspannung der Muskulatur die Nadelelektrode langsam und kontrolliert die verschiedenen Potentialformen akustisch; bei einem plötzlichen Übergang der normalen Geräusche in das „Staccato" verkürzter Potentiale kann die Filmdokumentation eingeschaltet werden (Esslen). Die Konsistenzänderungen des Muskelgewebes bei Nadelverlagerung sind sorgfältig zu registrieren (Puff). Die Zuwendung zum Patienten und Kontrolle des Innervationsgrades bleiben durch diese Untersuchungsform gewährleistet. (Vgl. S. 37/38.)

Jeder pathologische Befund kann dem Untersuchungsgang eine andere Richtung geben. Die EMG mit Nadelableitungen ist somit in jeder Phase eine ärztliche Spezialtätigkeit eines erfahrenen Klinikers.

Befund

Die *Erfahrung* des Untersuchers ist, wie bei der Ableitetechnik, auch für die Beurteilung der Bildschirmbefunde entscheidend. Vergleichbare Filmaufzeichnungen können, beispielsweise für eine Verlaufsbeobachtung, nicht hergestellt werden. Das sei klar herausgestellt, da Monographien, Einzelarbeiten und Einführungen in die Untersuchungstechnik durch Gegenüberstellung extremer Einzelbefunde geeignet sind, einen falschen Eindruck zu vermitteln. Die gleiche Nadellage ist bei Kontrollen nicht zu erreichen, eine Verlagerung um nur wenige Millimeter kann im selben Untersuchungsgang schon ein völlig anderes Bild ergeben. Die Verlaufskontrolle bei Denervation und Reinnervation, u. a. bei den Polyneuropathien, läßt diese Schwierigkeiten besonders deutlich erkennen; sie vermittelt die notwendige Erfahrung für die Beurteilung der unterschiedlichen Deformierungen der Aktionspotentiale. (Vgl. S. 24 u. 26.) Bei einer fortgeschrittenen Myopathie findet man innerhalb weniger Quadratzentimeter Narbenzonen, in denen die Aktionspotentiale gelichtet und deformiert bis ausgefallen sind und Gewebs-Inseln mit Verschmälerung der Aktionspotentiale, die den Grundprozeß erkennen lassen. So *unterschiedliche Befunde in Teilgebieten eines Muskels* lassen sich nur im Untersuchungsprotokoll beschreiben und fixieren. (Vgl. S. 50 und 37/38.)

Unterschiede im Grad der Willkürinnervation des Untersuchten oder technische Unzulänglichkeiten können nur sehr grob und unzureichend durch Markierungen am Filmrand festgehalten werden. Die Filmaufzeichnung dient der klinischen EMG vorwiegend zur Dokumentation besonderer Befunde, und bei differentialdiagnostischer Unsicherheit können Potentialdeformierungen ausgemessen werden. (Vgl. S. 5/6.)

Im Vordergrund der Befundbewertung steht die *Funktionsdiagnostik* durch unmittelbaren Vergleich des klinischen Effektes mit dem Aktivitätsmuster und der Abänderung der Aktionspotentiale auf dem Bildschirm am jeweiligen Ableitepunkt (s. u. S. 55/56). (Vgl. S. 5.) Eine Protokollführung über den Befund aus mehrfachen Nadelverlagerungen in einem Muskel bildet die beste Voraussetzung für vergleichende Kontrollen. Diese Art der Protokollführung birgt natürlich Gefahren in sich; sie kann zum „Wunschsehen und -hören" verleiten. Klare Formulierungen unter Berücksichtigung der Grenzen der Methode sind unerläßliche Voraussetzung dafür, daß die EMG-Befunde im Rahmen aller diagnostischer Hilfsmittel die rechte Stellung einnehmen. (Einzelheiten s. S. 30 u. 31.)

Auswertung

Der Interferenzcharakter des Aktionspotentialmusters ist weitgehend abhängig von den jeweiligen *Ableitebedingungen,* also von der Nadellage und Mitarbeit des Patienten. Dies gilt noch mehr für die Amplitudenhöhe. Nur die Aktionspotential-dauer läßt sich relativ sicher auswerten. Die dabei störenden polyphasischen Potentiale unterschiedlichen Grades sind bei der Ausmessung aufgezeichneter Aktionspotentiale leicht zu eliminieren. BUCHTHAL folgerte als Physiologe aus seinen Untersuchungen, daß allein die Ausmessung und statistische Auswertung der Potentialformen von motorischen Einheiten den differentialdiagnostischen Anforderungen genüge. KUGEL-BERG bezweifelte jedoch schon 1949, daß sich dieses verhältnismäßig umständliche Verfahren in der klinischen Routinediagnostik durchsetzen werde. Gleichzeitig faßte er die Irrtumsmöglichkeiten bei nicht statistischer Auswertung zusammen. (Vgl. S. 36.) BUCHTHAL hat u. E. zu Recht vor der Überwertung emg Einzelbefunde gewarnt. Dem mit Nadelelektroden häufig arbeitenden Untersucher sollten jedoch alle Fehlerquellen geläufig und stets bewußt sein (Einzelheiten s. S. 30 u. 31). Erfahrung für die Beurteilung eines Schädigungsgrades der Muskulatur kann u. E. am besten durch Verlaufsbeobachtung während der Denervations- und Reinnervationsstadien nach bekannter peripherer Nervenverletzung erworben werden. (Vgl. S. 23/24 u. Abb. 9, s. S. 79—81.) Auf der Basis derartig erworbener Kenntnis ist auch eine prognostische Äußerung möglich und der Vorschlag einer zweckmäßigen Therapie, die ja den Schädigungsgrad der Muskulatur berücksichtigen muß (Einzelheiten s. S. 26, vgl. auch S. 59).

Die vom Physiologen erarbeiteten Daten bilden die Grundlage der Beurteilung. Klinische Grenzprobleme sind jedoch nicht durch Frequenzanalysen oder statistische Mittelwertbildungen aus Aktionspotentialmessungen in wenigen Muskeln zu lösen. Eine stadienabhängige exakte Analyse aus einem Muskel kann zwar aufschlußreich sein, die *Vorteile der „klinischen EMG"* liegen aber gerade in der Direktbeobachtung des oft fleckförmig unterschiedlichen Schädigungsgrades und seiner Verteilung innerhalb der einzelnen Muskelgruppen. Im Sinne echter Funktionsdiagnostik ist ein Vergleich des jeweiligen klinischen Effektes mit den auf dem Bildschirm registrierten Abänderungen der Aktionspotentiale und des Innervationsmusters für die entsprechende Ableitestelle, unter Berücksichtigung aller Begleitumstände, möglich. Durch Verlaufskontrolle lassen sich voreilige diagnostische Entscheidungen vermeiden. Dies wird besonders deutlich bei der Schwierigkeit, eine chronische Polymyositis oder gar ihre Defektzustände zu erkennen. (Vgl. S. 5 u. 6, 37 u. 38, 50.)

Die *klinische Interpretation* von Ergebnissen der emg Untersuchung muß sich klar *gegen* den reinen *emg Befund* abgrenzen lassen. Leider erfolgt die Interpretation emg

Befunde auch in klinischen Arbeiten oft nicht korrekt, überwiegend wohl aus Unkenntnis der methodischen Grenzen.

Die abschließende Beurteilung der EMG-Befunde darf sich nur nach den der Methode eigentümlichen Kriterien richten, sie darf sich unter keinen Umständen anderen diagnostischen Methoden oder Wünschen anpassen. (Vgl. S. 30 u. 31; Fall 6, S. 27/28.) Diesen Grad der Sicherheit hat die klinische EMG erreicht. Sache des Klinikers ist es, die Synthese aller Befunde, einschließlich EMG, zu vollziehen. Gerade das Beharren auf emg Kriterien und die Unvereinbarkeit mit anderen Befunden regen entweder die klinische Diagnostik an oder geben Anlaß, geltende EMG-Kriterien zu überprüfen.

EMG und Muskelbiopsie

TAVERNER mißt auch in der Neuauflage von LICHTs „Electrodiagnosis and Electromyography" den Wert der EMG-Befund noch ausschließlich an dem Ergebnis der Gewebsdiagnostik. Diesem Standpunkt muß aufgrund unserer vergleichenden Darstellungen der Befunde, unter Berücksichtigung der Arbeit von SEITZ, widersprochen werden.

Die histologische Gewebsuntersuchung ist, wenn sie zu diagnostischer Klarheit gelangen will, auf die Probeexcision aus solchen Gebieten angewiesen, welche möglichst nur mittelgradige Veränderungen aufweisen. In diesen Gebieten finden sich auch die entscheidenden emg Veränderungen. Die Ergebnisse der, in der Regel nur einmaligen, Muskelbiopsie konnten durch emg Voruntersuchungen und Auswahl der geeigneten Biopsiegegend wesentlich verbessert werden. SEITZ hat am Biopsiematerial unserer Klinik von 15 Jahren nachgewiesen, daß die Treffsicherheit der histologischen Gewebsdiagnostik bei Myopathien am Schultergürtel und bei distalen chronischen neurogenen Prozessen erst unter emg Führung auf den sonst gewohnten Durchschnitt von 80% gebracht werden konnte. (Vgl. S. 38/39, 28 u. 22/23.) Beide Methoden ergänzen sich. Die EMG hat gegenüber der Biopsie den Vorteil, daß sie klinisch verdächtige Bezirke in größerer Zahl und wiederholt untersuchen kann. (Vgl. S. 43/44, 52 u. 58/59.)

Unsere Materialauswertung hat die Bedeutung der EMG für die klinische Diagnostik stärker hervortreten lassen als zu erwarten war. Maßstab für die Beurteilung der EMG als Methode darf nur der gesamte Krankheitsverlauf sein. Dies wurde durch die diese Studie ergänzende Arbeit von SEITZ (1963/65) über „die Bedeutung der Muskelbiopsie für die Diagnose und Therapie der neuromuskulären Prozesse" unterstrichen.

EMG und klinische Syndrome

Ein Vergleich von EMG-Befunden mit Endergebnissen der klinischen Untersuchung ist u. W. in größerem Rahmen bisher noch nicht erfolgt. Die **Diskussion** von Einzelbefunden unter Berücksichtigung des Schrifttums ist wegen der gesonderten Probleme bei den unterschiedlichen Syndromen im Ergebnisteil vorgenommen worden. Die wesentlichen und teilweise neuen Gesichtspunkte seien nachfolgend hervorgehoben.

Nur wenigen EMG-Befunden kann differentialdiagnostisch Beweiskraft zuerkannt werden:

1. Das EMG-Syndrom der akuten oder subakuten Polymyositis (Fall 14, Abb. 8, s. S. 79) wurde, in Übereinstimmung mit STRUPPLER, auch von uns noch bei keiner anderen Erkrankung beobachtet.

2. Die Verkennung einer neurogenen Störung als Myopathie ist unmöglich. Diese wichtige Gruppendifferenzierung zwischen neurogener Atrophie und primärer Muskelerkrankung ist also durch die EMG zuverlässig möglich.

3. Ein optimales Aktivitätsmuster der Muskulatur schließt eine neurogene Parese mit Sicherheit aus.

4. Beim Nachweis von Rieseneinheiten ist eine Vorderhornschädigung überwiegend wahrscheinlich; verbreiterte Fasciculationspotentiale und eine vermehrte Synchronisation motorischer Einheiten sind nur sehr unsichere Hinweise auf die Möglichkeit einer Vorderhornaffektion. Spontanaktivität jeder Form braucht keinesfalls neurogenen Ursprungs zu sein! Erst die Konvergenz mehrerer emg Einzelsymptome ermöglicht einen verbindlichen Rückschluß (S. 10—12).

5. Latente Paresen oder Prozeßgeneralisationen können mit keiner anderen Methode so frühzeitig erfaßt werden.

6. Die EMG ermöglicht Prognosen bei neuromuskulären Schäden oft monatelang vor Manifestation entsprechender klinischer Symptome. Unter emg Verlaufskontrolle kann die zweckmäßige Behandlung, den Stadien einer Nerven- oder Muskelschädigung entsprechend, gewählt werden.

Diese Thesen lassen sich neben weiteren wichtigen Gesichtspunkten für die klinische EMG aus der folgenden Zusammenfassung unserer Ergebnisse bei den einzelnen Syndromen ableiten.

Für die Sicherung der Diagnose bei den sog. Systematrophien ist der EMG der Vorrang gegenüber der Muskelbiopsie zu geben (vgl. Ziff. 2). SEITZ berechnete über 15 Jahre eine diagnostische Sicherheit von 80% für die histologische Gewebsdiagnostik bei dieser Krankheitsgruppe, die er kaum für verbesserungsfähig hielt. Er hat 1963/65 unter Hinweis auf WOHLFAHRT u. a. die stadienbedingte Verkennungsmöglichkeit einer chronischen neurogenen Schädigung als myopathisches Gewebssyndrom bei protrahierten Verläufen betont. (S. 22, 23 u. 28.) Diese Gefahr besteht emg nicht!

Für die Erkennung proximalbetonter neurogener Paresen ist die EMG von Anfang an entscheidend gewesen (KUGELBERG-WELANDER), da erst sie die notwendige Sicherheit für die Interpretation der ungewöhnlichen histologischen Befunde ergeben hat (S. 13). Fall 1 und 5 bestätigen auch in den ausgewählten Beispielen die größere Zuverlässigkeit der EMG-Diagnose bei den proximalbetonten und den chronischen neurogenen Paresen. Bereits durch wenige Nadelinsertionen konnte bei einer 24jährigen Patientin (Fall 3) die seit der Kindheit wiederholt gestellte Diagnose einer Muskeldystrophie widerlegt werden. Zweifellos ist die Kombination mit einer Retinitis pigmentosa in diesem Fall auch für ein KUGELBERG-WELANDER-Syndrom ungewöhnlich. Die mit den bisher zur Verfügung stehenden Laboratoriumsmethoden ermittelte Störung des Fettstoffwechsels bestärkt uns in der Vermutung einer generalisierten Grundstörung für beide klinischen Syndrome bei dieser Patientin. Durch Aufdeckung derartiger Sonderfälle fördert die EMG die klinische Forschung.

Feinsymptome einer beginnenden neurogenen motorischen Schädigung sind emg früh zu erfassen, vor der Manifestation von Paresen und Muskelatrophien. Eine Prozeßgeneralisation kann daher sowohl bei der Polyneuropathie als auch für die Gruppe der Systematrophien objektiviert werden, wenn klinisch entsprechende Symptome noch fehlen. (Vgl. Ziff. 5.) Die EMG veranlaßt dadurch den Kliniker, bei generalisierten Störungen rechtzeitig nach einer Allgemeinkrankheit zu suchen und bei einer umschriebenen Schädigung intensiv nach dem Lokalfaktor zu fahnden (Fall 7 u. 8). Die EMG hilft Irrwege der Diagnostik zu vermeiden.

Schwierigkeiten für den emg Nachweis sehr chronisch verlaufender peripherer Nervenprozesse, wie bei der neuralen Muskelatrophie oder bei der überwiegend sensiblen Polyneuropathie, mahnen vor der Überschätzung der Methode selbst bei neurogenen Störungen. Ein systematisches Absuchen von distalen Muskelgruppen kann die Ergebnisse verbessern. Wir haben meist auf derartige, den Patienten kaum zumutbare Untersuchungen zugunsten einer klinischen und emg Verlaufsbeobachtung verzichtet, latente Paresen sind auch durch die von uns bevorzugte und wenig belästigende Routineuntersuchungstechnik zu ermitteln (s. o. S. 53/54 und S. 30). Auch bei unserem REFSUM-Syndrom (Fall 6) konnten emg erst nach mehrmaliger Kontrolle „neurogene Aspekte" ermittelt werden. Retrospektiv ließen sich Einzelbefunde nicht nur zwanglos, sondern sogar als charakteristisch für die zwischenzeitlich gereifte Diagnose interpretieren. Der Spezialist kann in derartigen Fällen verleitet werden, unter dem Einfluß der übrigen Untersuchungsergebnisse, passende emg Teilbefunde zu überwerten und dem Gesamtbild zuzuordnen. Der erfahrende Untersucher wird jedoch seine methodisch begrenzte Aussagemöglichkeit respektieren und sich nicht drängen lassen, eine klinische Fragestellung präzise zu beantworten, wenn dies nicht eindeutig möglich ist. Wir haben unseren EMG-Befund in Fall 6 auch bei den Kontrollen als nicht wertbar pathologisch abgeändert bezeichnet. BUCHTHAL hat u. E. zu Recht immer wieder vor der Überwertung emg Einzelbefunde gewarnt. Dem kritischen und mit Nadelelektroden häufig untersuchenden Kliniker wird aber die Variationsbreite von Befunden in verschiedenen Lebensaltern, die noch im Bereich der Norm liegen, ständig vor Augen geführt, so daß er im Interesse der klinischen EMG eigentlich nie in Gefahr geraten dürfte, zu den übrigen Ergebnissen passende emg Teilbefunde zu überschätzen. (S. 30 u. 31.)

In unserem Fall 6 konnte histologisch die distale neurogene Muskelschädigung zwar sofort erkannt werden, grundsätzlich ist die Problematik für die Muskelbiopsie bei sehr chronisch verlaufenden Prozessen jedoch noch größer als für die EMG. Die histologische Gewebsdiagnostik trägt beweisenden Charakter für eine neurogene Schädigung bei Erfassung eines felderförmigen Muskelfaserausfalles. Die Voraussetzungen für die Entwicklung eines neurogenen Gewebssyndroms wären somit bei den Systemerkrankungen der Motoneurone, insbesondere den Vorderhornprozessen theoretisch ideal (Abb. 10, s. S. 82). MITTELBACH hat die unspezifischen Sekundärfolgen an den nicht denervierten Muskelfasern im Sinne einer „Begleitmyopathie" bei neurogenen Atrophien eingehend untersucht. Die Verkennungsmöglichkeit einer neurogenen Störung als primär degenerative Muskelerkrankung im histologischen Präparat wird dadurch verständlich. Erschwerend kommt bei den chronischen Verläufen der stadienabhängig lokal unterschiedliche Schädigungsgrad des gerade ausgewählten kleinen Muskelausschnittes im Präparat hinzu. SEITZ hat eindringlich darauf hingewiesen, daß die Wertigkeit histologischer Syndrome sehr unterschiedlich ist und daß ein „myopathisches Gewebssyndrom" nicht als beweisend für einen primär dystrophischen Muskelprozeß angesehen werden kann. (Vgl. S. 22 u. 23.) Der Kliniker neigt leider zur Überwertung histologischer Befunde.

Bei den peripheren Nervenschäden und besonders bei den Polyneuropathien führt der querschnittsmäßige Befall des Nerven oft sogar dazu, daß von vornherein die

Characteristica des neurogenen Gewebssyndroms verwischt werden. SEITZ hat für unser Material bei dem Syndrom der Polyneuropathie nur eine Treffsicherheit von 50%/o ermittelt, so daß ein Vergleich mit emg Ergebnissen nicht möglich ist (S. 28). Die Muskelbiopsie ist also bei Polyneuropathien nur bedingt indiziert, sie sollte sich auf Sonderfälle beschränken.

Emg Verlaufskontrollen lassen gerade bei den motorischen Polyneuropathien Verschlimmerungs- oder Besserungstendenzen frühzeitig erkennen, sie werden dadurch zu einem unentbehrlichen Hilfsmittel für Prognose und Therapie (vgl. Ziffer 6). Schweregrad der Muskelschädigung, Ausbreitung der motorischen Störungen und das Ausmaß der Reinnervationstendenzen gilt es in den einzelnen Phasen der Erkrankung zu erfassen, zu beurteilen und abzuwägen. Unsere Erfahrung, die besonders auch an der Verlaufsbeobachtung einer großen Zahl traumatischer Nervenschäden gereift ist, haben wir auf S. 23—24 zusammengefaßt. Die angeschädigten und zahlenmäßig reduzierten Muskelfasern dürfen weder im akuten Stadium noch in der Besserungsphase durch krankengymnastische Übungen zu stark belastet werden. Die frisch eingesproßten Nervenfasern bedürfen über die Phase der Ausbildung neuer motorischer Endplatten hinaus ebenfalls der Schonung. Erst nach weitgehend abgeschlossener Reinnervation wird die intensive Kräftigungsbehandlung und Elektrotherapie sinnvoll, vorher ist eine Schädigung nicht ausgeschlossen. (S. 26.) Unter emg Kontrolle kann somit die zweckmäßigste Nachbehandlung für Muskelschäden jeder Art erschlossen werden.

Die Poliomyelitis oder ein Defektzustand nach dieser Erkrankung läßt sich differentialdiagnostisch emg sicher und frühzeitig durch emg Characteristica einer isolierten Vorderhornschädigung nachweisen oder ausschließen (S. 10 u. 12). Auch die Unterscheidung zwischen alten neurogenen Defekten und einem frischen progredienten Prozeß bereitet emg in der Regel keine Schwierigkeiten. Durch die EMG kann also eine Dekompensation älterer und klinisch latenter Paresen unter besonderen Belastungen erkannt und somit die Sorge vor einem Rezidiv oder einer Zweiterkrankung beseitigt werden (vgl. S. 20 u. 26). Mit dem Problem der postpoliomyelitischen chronischen Muskelatrophie (HALLEN) sind wir in der Berichtszeit nicht konfrontiert worden.

Der Angriffspunkt einer Schädigung im Bereich des Motoneurons ist aus der emg Untersuchung mit Nadelelektroden allein meist jedoch nicht sicher zu erkennen. Die Symptome, die als Hinweis auf einen Vorderhorncharakter einer neurogenen Störung gewertet werden können, haben wir auf S. 10—12 kritisch erörtert. Nur sog. Rieseneinheiten kann beweisender Charakter zugesprochen werden. Die Möglichkeiten für eine Vergrößerung und Verbreiterung des Territoriums motorischer Einheiten sind vielfältig (S. 10/11 u. 24). Vor der Überbewertung von Fasciculieren ist eindringlich zu warnen. Auch nach unserer Erfahrung ist emg eine Unterscheidung der Fasciculationspotentiale in „maligne“ und „benigne“ Formen nicht möglich (S. 11). TROJABORG u. BUCHTHAL haben nachgewiesen, daß weder vermehrte Polyphasie noch sonstige Parameter der Fasciculationspotentiale als charakteristisch für eine neurogene Genese angesehen werden können; ihr Hinweis auf die Entladungsfrequenz bedarf der systematischen Überprüfung. — Fibrillenpotentiale jeder Form im entspannten Muskel werden häufig als sicheres Zeichen einer neurogenen Muskelschädigung fehlinterpretiert (S. 11/12)! Berichten über sog. „Neuromyopathien“ (S. 34/35) und selbst dem Begriff der „Neuromyositis“ (S. 44) sollte mit Zurückhaltung begegnet werden. BUCHTHAL hat wiederholt vor der Verkennung von Spontanaktivität in den Endplattenzonen als sog. „Denervationspotentiale" gewarnt. Emg Einzelbefunde dürfen im Interesse der Methode nicht überbewertet werden (vgl. S. 30/31, 35 u. 55/56). — Selbst die Konvergenz mehrerer auf Vorderhornschäden verdächtiger emg und klinischer Einzelsymptome darf lediglich Anlaß zur klinischen Interpretation des EMG-Befundes sein, daß eine Vorderhornschädigung möglich erscheine. (Vgl. Ziffer 4 u. S. 12.)

Bei symmetrischen oder generalisierten neurogenen Paresen ohne gleichzeitige Sensibilitätsstörung bevorzugen wir die Verlaufsbeobachtung gegenüber einer voreiligen Entscheidung i. S. eines prognostisch ungünstigen Vorderhornprozesses, solange nicht beweisende Kriterien gefunden sind.

Dies gilt auch für die Sonderformen der frühinfantilen spinalen Muskelatrophie. Die pathogenetischen und selbst klinischen Unsicherheiten bei den *Kleinkindern mit führendem hypotonen Syndrom der Muskulatur* haben wir auf S. 16—18 eingehend diskutiert. U. E. sollte man alle Fälle als „myatones Syndrom" solange zusammenfassen, bis sich aus dem Verlauf eine endgültige diagnostische Zuordnung ergibt. Zu den emg Befunden sind neben den eingangs aufgezeigten technischen Schwierigkeiten bei Untersuchung von Kindern (S. 53) noch folgende Fakten hervorzuheben: Bei scheinbarer Entspannung kann eine Restinnervation durch die schmalen Potentiale dieses Lebensalters Spontanaktivität in Form von Fibrillenpotentialen vortäuschen, die dann als Hinweis auf einen neurogenen Muskelschaden fehlgedeutet wird; Verschmälerungen von Aktionspotentialen sind durch die EMG beim Säugling nicht meßbar, weil bisher noch keine verbindlichen Mittelwerte der Norm als Richtlinien für die Beurteilung der Aktionspotentiale im Säuglings- und Kleinkindesalter bekannt sind. Die extrem seltenen kongenitalen Myopathien lassen sich somit emg nicht beweisen.

Durch orientierende Nadelableitungen läßt sich aber eine Myopathie — oft sogar sicher — und eine neurogene Schädigung — gelegentlich — weitgehend ausschließen. (Vgl. S. 17/18 u. 16.) Ein „neurogener Aspekt" des EMG-Befundes, d. h. altersentsprechend zu breite Aktionspotentiale und kein Interferenzcharakter bei aktiver Bewegung, ist jedoch meist nur auf technische Unzulänglichkeiten zurückzuführen. Wir halten es nicht für gerechtfertigt, mehrere systematische emg Untersuchungen in den ersten Lebensjahren durchzuführen, lediglich um frühzeitig eine abschließende ungünstige Prognose, nämlich WERDNIG-HOFFMANNsche Erkrankung, zu stellen.

Die Muskelbiopsie ist nach unserer Erfahrung im Kleinkindesalter gegenüber mehreren ausgedehnten EMG-Kontrollen zu bevorzugen, auch sie sollte nicht zu früh und unter Berücksichtigung der von SEITZ (1965) vorgeschlagenen Indikationen durchgeführt werden. Selbst bei erwiesener neurogener Muskelatrophie bleibt u. E. vor prognostischer Äußerung jedoch zu berücksichtigen, daß es offenbar fließende Übergänge vom malignen Syndrom „WERDNIG-HOFFMANN" bis zur gutartigen Verlaufsform „KUGELBERG-WELANDER" gibt (Fall 4, 2 u. 3)! Diese Ansicht wurde in den letzten Jahren auch durch Untersuchungen von HAUSMANOWA-PETRUSEWICZ gestützt (1968 mit ASKANAS, BADURSKA u. a.).

Über ungewöhnliche und schwer zu deutende EMG-Befunde (Fall 10) bei dem auch klinisch und histologisch noch umstrittenen Syndrom der sog. diabetischen Amyotrophie (GARLAND, BISCHOFF) haben wir früher berichtet (PUFF, 1960/62). BISCHOFF hat in den letzten Jahren in der Schweiz eine Großzahl von Patienten mit proximalen Muskelatrophien bei Diabetes gesehen und ist jetzt doch davon überzeugt, daß es sich lediglich um eine Schädigung des peripheren Nerven handelt. Auch wir konnten uns bisher zu einer konsequenten Wertung der myopathischen Komponente im EMG bei diesem Krankheitsbild nicht entschließen. Zu beachten bleiben auch hier die Untersuchungen von MITTELBACH, der deutlich die Verkennungsmöglichkeit der unspezifischen sog. Begleitmyopathien bei neurogenen muskelatrophischen Prozessen aufgezeigt hat (vgl. S. 34/35).

Die Polygenese selbst der unbestritten als diabetische Komplikation aufzufassenden distalbetonten Polyneuropathien (Fall 9) muß stets beachtet werden; die Gefahr ist groß, sich mit der Aufdeckung nur eines Partialfaktors bei neurogenen Muskelatrophien zufrieden zu geben, besonders wenn es sich um einen Diabetes mellitus handelt.

Die Beziehungen zwischen Carcinom und Neuromyopathien als paraneoplastisches Symptom sind noch ungeklärt (JANZEN). Ungeachtet dessen bleibt die klinische Regel bestehen, daß bei jeder metabolischen neurogenen Störung des mittleren und höheren Lebensalters und bei jeder Spätmyopathie neben eingehenden Stoffwechseluntersuchungen auch die Fahndung nach einem Carcinom systematisch und unermüdlich erfolgen muß (S. 41/42). Die EMG kann zur Frühdiagnose einer Neoplasie beitragen (Fall 12).

Die Syndrome der funktionellen und auch der strukturellen Myopathien werden im Frühstadium nicht selten als Fehlhaltung verkannt und sogar psychotherapeutisch behandelt. Die EMG hat sich sowohl für die Diagnose als auch zum Ausschluß der sog. Spätmyopathien besonders bewährt (S. 42 u. 43); sie sollte rechtzeitig eingesetzt werden, damit wegen der *Exogenese jeder Spätmyopathie* eine sorgfältige allgemeine Durchuntersuchung nicht unterbleibt und die Therapie rechtzeitig eingeleitet wird (Fall 13 u. 12).

Der sichere Nachweis einer genügenden Anzahl eindeutig verschmälerter Aktionspotentiale bei „myopathischem Aspekt" des Innervationsmusters erfordert viel Geduld vom Arzt und Patienten. Potentialverkürzungen in verschiedenen motorischen Einheiten, welche die Diagnose Myopathie erst beweisen, sind häufig nicht leicht aufzufinden, da der EMG-Befund (wie auch die Histologie) vom Stadium der Erkrankung am jeweiligen Ableiteort geprägt wird. Die von uns bevorzugte Untersuchungstechnik bei Myopathien haben wir auf S. 37/38 u. S. 36 unter Berücksichtigung des Schrifttums ausführlich diskutiert.

Die Überwertung eines lediglich „myopathischen Aspektes" im EMG (ungewöhnlich dichtes Interferenzmuster schmaler Aktionspotentiale ohne signifikante Amplitudenreduktion) halten wir nicht für gerechtfertigt, da er aus Umfangsminderung der Muskulatur vielfältiger Genese resultieren kann. Derartige Befunde sind als unspezifisch bei Allgemeinleiden mit Reduzierung des Gewichtes, einschließlich der Anorexia nervosa, zu erheben. Auch bei mehreren Fällen von generalisierter Sklerodermie konnten wir uns nicht von zusätzlichen sicheren emg Symptomen einer Myopathie überzeugen; die Aktionspotentiale waren sämtlich verkürzt, jedoch ohne Amplitudenerniedrigung oder Deformierung der Aktionspotentiale (vgl. S. 47).

Distalbetonte Muskeldystrophien („Welander", „Biemond") beobachteten wir selten. Muskeldystrophien führen zwangsläufig zu einer Fehlbelastung des Stützapparates, wodurch Osteochondrose und sekundäre Wurzelschäden begünstigt werden. Derartige zusätzliche und meist distale radikulär-neurogene Störungen können nur einen unerfahrenen Untersucher verwirren (S. 39).

Zur Sicherung der Diagnose einer *chronischen Myositis* wird die histologische Bestätigung eines myositischen Gewebssyndroms gefordert, zumal charakteristische Hautveränderungen bei dieser Allgemeinkrankheit fehlen können. Der EMG-Befund (S. 44/45) gilt bisher als besonders unsicher, da ein Mischbild zwischen „myopathischen" und sog. „neurogenen" EMG-Symptomen — wie bei der akuten oder subakuten Polymyositis (Fall 14, Abb. 8, s. S. 79 u. Ziff. 1) — bei chronischen Verlaufsformen nur selten nachzuweisen ist. Aber auch die Muskelbiopsie ist auf Gewebsproben mit nur mittelgradigen Veränderungen angewiesen, um eine sichere Entscheidung über den primär entzündlichen Charakter des Gewebssyndroms bei Überschneidung mit dem primär degenerativen Gewebssyndrom zu treffen. Sie muß nicht selten mehrmals durchgeführt werden (ERBSLÖH, HERZBERG). Die EMG hat ihr gegenüber den Vorteil, daß klinisch verdächtige Bezirke und scheinbar noch gesundes Gewebe an vielen Stellen mit den Elektroden wiederholt getestet werden können (Fall 15).

Dennoch bleibt der Vorrang der histologischen Gewebsdiagnostik bei der Myositis unbestritten. Dies gilt besonders für die herdförmigen interstitiellen myositischen Reaktionen des sog. rheumatischen Formenkreises und für die granulomatösen Formen. Die Schädigung des Muskelparenchyms ist dabei oft gering (S. 45). Die EMG mit Nadelelektroden vermittelt ja aber gerade einen Einblick in den Funktionszustand der elektrodennahen Muskelfasern, so daß sich derartige Formen der Myositis dem emg Nachweis weitgehend entziehen.

Die Stadienabhängigkeit beider diagnostischer Hilfsmittel wird durch die im Ergebnisteil zuletzt angesprochene Gruppe wahrscheinlich myositischer Defektzustände beleuchtet (S. 51—52 u. Abb. 12, s. S. 84). Weder emg noch histologisch ließen sich Hinweise auf einen Zustand nach Myositis ermitteln, was im Intervall nach einem länger abgeklungenen Schub auch nicht überrascht. Bemerkenswert ist jedoch, daß Veränderungen in den Randzonen von Muskeldefekten emg und histologisch in erster Linie an einen Zustand nach neurogener Muskelatrophie denken lassen, selbst bei einem klinisch eindeutigen Fall (S. 52).

Hervorzuheben ist ein Teilergebnis der statistischen Auswertung unserer emg Einzelbefunde bei gesicherten Myositis-Fällen (Abb. 11, s. S. 83). Im Vergleich zu den exogenen Spätmyopathien vom dystrophischen Typ lassen die myositischen Formen eindeutig eine distale Betonung der Paresen erkennen (S. 48/49). Für die klinische Differentialdiagnose ergibt sich daraus, daß bei exogenen *Spätmyopathien mit distaler Betonung* oder auffälliger Narbenbildung in der Peronaeusmuskulatur stets der *Verdacht auf eine myositische Form* gerechtfertigt ist! (Vgl. Fall 15.)

Die Erkennung eines primär chronischen myositischen Syndroms und der Defektzustände nach myositischen Schüben hängt weitgehend von der persönlichen Erfahrung des Untersuchers und seiner kritischen Wertung der diagnostischen Hilfsmittel ab. Aufgrund unserer Untersuchungen bei einer ungewöhnlich großen Zahl von Patienten mit Polymyositis und Dermatomyositis und insbesondere durch die Verlaufsbeobachtung unterschiedlicher Stadien (vgl. S. 49) zeichnen sich u. E. aber doch gewisse emg Characteristica auch für die chronischen Verlaufsformen ab, die zumindest die Äußerung erlauben: „emg suspekt auf eine myositische Myopathie".

Eine auffällig fleckförmige Verteilung eines hochgradig myopathischen Aktivitätsmusters mit fein-polyphasischer Aufsplitterung der überwiegend verschmälerten und in der Amplitude reduzierten Aktionspotentiale neben und zwischen emg stillen Narben und Arealen weitgehend normalen Innervationsmuster weist hin auf eine *chronische Myositis*. Die Konsistenzänderung des Gewebes ist bei Einführung der Nadelelektrode besser zu ertasten als bei Palpation mit der Hand. (Weitere Einzelheiten S. 50). Derartige Befunde müssen u. E. Anlaß zur Kontrolle der Muskelbiopsie sein, falls diese zuvor kein myositisches Gewebssyndrom hat erkennen lassen (Fall 15). Selbst eine bewußt gewagte Interpretation der sachlich festgehaltenen Einzelbefunde, die natürlich auch im Falle der späteren Bestätigung nicht als „EMG-Diagnose" angesprochen werden dürfen, kann die Überlegung des Klinikers nur beleben. Diese erarbeiteten EMG-Kriterien für eine chronische Myositis haben wir bereits zur Diskussion gestellt (PUFF, 1965; PUFF-ZSCHOCKE, 1965 u. 1966).

Das Erkennen eines so unterschiedlichen emg Befundes innerhalb eines Muskelabschnittes in Abhängigkeit von der jeweiligen Nadellage ist nur dem Untersucher unmittelbar während der Ableitung möglich. Filmaufzeichnungen können diese Direktbeobachtung nicht ersetzen und die von einem Ableitepunkt zum anderen außerordentlich wechselnden Befunde sind durch Frequenzanalyse oder statistische Mittelwertbildung der Aktionspotentialdauer, wobei die überwiegend polyphasisch deformierten Aktionspotentiale unberücksichtigt bleiben, in ihrer Gesamtheit nicht zu erfassen. (Vgl. S. 50.)

Diese Sonderstellung der „klinischen EMG" wird bei der Differentialdiagnose der Myositis nur besonders augenfällig, sie gilt jedoch grundsätzlich für die gesamte klinische EMG als Funktionsdiagnostik.

Während der Elektromyographie zur Beurteilung peripherer Nervenverletzungen eine Verbreitung in alle neurochirurgischen bzw. unfallchirurgischen Kliniken zu wünschen ist, muß die elektromyographische Differentialdiagnose aller anderen muskulären oder neuromuskulären Prozesse den Laboratorien großer neurologischer Kliniken vorbehalten bleiben, weil nur umfangreiche und anhaltende Erfahrung in Verbindung mit weiteren differenzierten Untersuchungsmöglichkeiten eine optimale Weiterentwicklung der Treffsicherheit der Methode gewährleistet.

Literatur

Adams, R. D., Denny-Brown, D., Pearson, C. M.: Diseases of muscles. 2. Ed.: New York: Harper & Row 1962/68.

Adrian, E. D.: Interpretation of the electromyogram. Lancet 1, 1229 (1925).

— Bronk, D. W.: The discharge of impulses in motor nerve fibres. J. Physiol. (Lond.) 67, 119 (1929).

Aran, F. A.: Recherches sur une maladie encore décrite du système musculaire. Arch. gén. Méd. Sept./Okt. 1850.

Balzereit, F.: Polyneuropathien. Klin. Studie u. Versuch einer Systematik. Habilitationsschrift 1967.

Becker, P. E.: Die Myopathien. In: Handbuch Inn. Med. V/2, 922. Berlin-Göttingen-Heidelberg: Springer 1953.

Bielschowsky, M.: Über Myotonia congenita. J. Physiol. (Lpz.) 38, 199 (1929).

Biemond, A.: Myopathia distalis juvenilis hereditaria. Acta psychiat. scand. 30, 25 (1955).

Bischoff, A.: Zur diabetischen Amyotrophie (Neuromyopathie). Schweiz. med. Wschr. 89, 519 (1959).

— Die motorischen Lähmungen beim Diabetes mellitus. Dtsch. med. Wschr. 87, 1793 (1962).

— Die diabetische Neuropathie. Stuttgart: Thieme 1963.

Bodechtel, G., et al.: Differentialdiagnose neurologischer Krankheitsbilder. Stuttgart: Thieme 1963.

— Schrader, A.: Die Erkrankungen des Rückenmarks. In: Handbuch Inn. Med. V/2, 300. Berlin-Göttingen-Heidelberg: Springer 1953.

Bradley, W. G., Lassman, L. P., Pearce, G. W., Walton, J. N.: The neuromyopathy of vinocristine in man. J. Neurol. Sci. 10, 107—131 (1970).

Brandt, S.: Werdnig-Hoffmann's infantile progressive muscular atrophy. Kopenhagen: Munksgaard 1950.

Bronisch, F. W., Huber, G.: Zur Frage sensibler Störungen bei der neuralen Muskelatrophie. Dtsch. Z. Nervenheilk. 172, 541 (1954).

Brown, G. L., Harvey, A. M.: Congenital myotonia in the goat. Brain 62, 341 (1939).

Buchthal, F.: Muskelaktionspotentialuntersuchungen am gesunden und kranken Muskel. Dtsch. Z. Nervenheilk. 173, 448 (1953).

— Madsen, A.: Synchronous activity in normal and atrophic muscle. Electroenceph. clin. Neurophysiol. 2, 425 (1950).

— Guld, Chr., Rosenfalck, P.: Action potential parameters in normal human muscle and their dependence on physical variables. Acta physiol. scand. 32, 200 (1954).

— Pinelli, P.: Action potential parameters in normal human muscle and their physiological determinants. Acta physiol. scand. 32, 210 (1954).

— Einführung in die Elektromyographie. München-Berlin: Urban & Schwarzenberg 1958.

— Erminio, F., Rosenfalck, P.: Motor unit territory in different human muscle. Acta physiol. scand. 45, 72—87 (1959).

— — — Motor unit territory and fiber density in myopathies. Neurology (Minneap.) 10, 398—408 (1960).

— Zur Deutung des Elektromyogramms. Berl. Med. 12, 127—136 (1961).

— Grundlagen und klinische Bedeutung der Elektromyographie. Verh. dtsch. Ges. inn. Med. 71, 139—160 (1965).

— Rosenfalck, A.: Evoked action potentials and conduction velocity in human sensory nerves. Brain Research 3 (1966).

— Spontaneous and voluntary electrical activity in neuromuscular disorders. Bull. N. Y. Acad. Med. 42, 512 (1966).

BUCHTHAL, F., ROSENFALCK, P.: Spontaneous electrical activity of human muscle. Electroenceph. clin. Neurophysiol. 20, 321—336 (1966).

CAJAL, S. R.: Die Neuronenlehre. In: Handbuch Neurologie, Bd. 1. Berlin: Springer 1935, S. 887.

CHARCOT, J. M.: Klinische Vorträge über Krankheiten des Nervensystems. 12. u. 13. Vorlesung. Stuttgart: Adolf Bonz & Co. 1876, S. 232, 248.

COLMANT, H. J.: Die myatrophische Lateralsklerose. In: Handbuch spez. Pathol. u. Anat. XIII/2, B. 2624. Berlin-Göttingen-Heidelberg: Springer 1958.

CROFT, P. B., ULRICH, H., WILKINSON, M.: Peripheral Neuropathy of Sensorimotor Type Associated with Malignant Disease. Brain 90, 31—64 (1967).

CURSCHMANN, H.: Über familiäre atrophische Myotonie. Dtsch. Z. Nervenheilk. 45, 161 (1912).

— Klinik der Myopathien. In: Handbuch Neurologie. Hrsg.: BUMKE-FOERSTER, 16. Bd. Berlin: Springer 1936, S. 431.

DENNY-BROWN, D.: Interpretation of the electromyogram. Arch. Neurol. Psychiat. (Chic.) 61, 99 (1949).

— PENNYBACKER, J.: Fibrillation and fasciculation in voluntary muscle. Brain 61, 311 (1938).

— NEVIN, S.: The phenomenon of myotonia. Brain 64, 1 (1941).

— FOLEY, J. M.: Myokymia and the benign fasciculation of muscular cramps. Trans. Ass. Amer. Phycns. 61, 88 (1948).

DIECKMANN, H., BALZEREIT, F.: Sog. atypische Retinitis pigmentosa im Rahmen neurologischer Syndrome. Sitzungsber. Jahrestag. Dtsch. Ges. Neurol. 3. bis 5. 9. 1964. Zbl. ges. Neurol. Psychiat. 180, 212 (1965).

DITTEL, R.: Beitrag zur Frage der Erblichkeit der amyotrophen Lateralsklerose. Nervenarzt 13, 121 (1940).

EATON, L. M.: The perspective of neurology with regard to polymyositis. Neurology (Minneap.) 4, 245 (1954).

EDDS, M. T.: Collateral regeneration of residual motor axons in partially denerveted muscles. J. exp. Zool. 113, 507—552 (1950).

EICHLER, W., HATTINGBERG, J. v.: Elektromyographische Untersuchungen über die „Thomsensche Myotonie“ und die „Dystrophia myotonica“. Dtsch Z. Nervenheilk. 147, 36 (1938).

ERB, W.: Über die juvenile Form der progressiven Muskelatrophie und ihre Beziehungen zur sog. Pseudohypertrophie der Muskeln. Dtsch. Arch. klin. Med. 24, 467 (1884).

— Die Thomsensche Krankheit. Leipzig: Vogel 1886.

— Dystrophia muscularis progressiva. Dtsch. Z. Nervenheilk. 1, 13 (1891).

ERBSLÖH, F.: Die Beteiligung von Nervensystem und Muskulatur an den „Kollagenkrankheiten“. Internist (Berl.) 2, 201 (1961).

— Die myotonische Dystrophie. Arch. Psychiat. Nervenkr. 201, 648 (1961).

— Elektromyographie in Klinik und Praxis. Arch. phys. Ther. (Lpz.) 15, 379 (1963).

— Die atrophisierenden Prozesse und Muskelkrankheiten. In: Differentialdiagnose neurologischer Krankheitsbilder. BODECHTEL, G. S. 629. Stuttgart: Thieme 1963.

— Die entzündlichen Erkrankungen der Skeletmuskulatur. Verh. dtsch. Ges. inn. Med. 71, 207 (1965).

— DIETEL, W.: Die Bedeutung der Muskelbiopsie bei den sog. Kollagenosen. Verh. dtsch. Ges. inn. Med. 65, 371—376 (1959).

— — Über exogene Spätmyopathien. Arch. Psychiat. Nervenkr. 199, 215 (1959).

ERMINIO, F., BUCHTHAL, F., ROSENFALCK, P.: Motor unit territory and muscle fibre concentration in paresis due to peripheral nerve injury and anterior horn cell involvement. Neurology (Minneap.) 9, 657—671 (1959).

ESSLEN, E.: Über einige registriertechnische Probleme der Elektromyographie. Elektromedizin 2, 134 (1957).

— MAGUN, R.: Elektromyographische Untersuchungen über Fehlleitung regenerierter Nervenfasern. Ber. ges. Physiol. 180, 118 (1956).

— — Elektromyographie, Grundlagen und klinische Anwendung. Fortschr. Neurol. Psychiat. 26, 153 (1958).

— MERTENS, H. G., PABST, W.: Die oculären Myopathien. Nervenarzt 29, 10 (1958).

FARMER, TH., BUCHTHAL, F., ROSENFALCK, P.: Refractory and irresponsive periods of muscle in progressive muscular dystrophy and paresis due to lower motor neuron involvement. Neurology (Minneap.) 9, 747—756 (1959).

FORSTER, F. M., BOROWSKI, W. J., ALPERS, B. J.: Effects of denervation of fasciculations in human muscle. Arch. Neurol. Psychiat. (Chic.) 56, 276 (1946).

GARCIN, R., LAPRESLE, J., GRUNER SCHERRER, J.: Les polymyositis. Rev. neurol. 92, 465 (1955).

GARLAND, H., TAVERNER, D.: Diabetic myelopathy. Brit. med. J. 1953, I, 1405.

GERTLER, W.: Dermat. Wschr. 134, 816 (1956). Zit. nach H. SCHUERMANN u. O. HORNSTEIN.

GILLIATT, R. W.: Clinical Electromyography. In: Modern Trends in Neurology. London: Butterworth 1957.

GOTTRON, H. A.: 8. Internationaler Dermatologen-Kongreß 1930. Derm. Z. 61, 415 (1931). Zit. nach H. SCHUERMANN u. O. HORNSTEIN.

GREEN, J. B.: Familial amyotrophic lateral sclerosis occuring in 4 generations. Neurology 10, 960 (1960).

GREENFIELD, J. G., STERN, R. O.: The anatomical identity of the Werdnig-Hoffmann and Oppenheim forms of infantile muscular atrophy. Brain 50, 652 (1927).

GRESHAM, G. A., CRUICKSHANK, J. G.: Pseudohypertrophic muscular dystrophy in later life. J. Neuropath. exp. Neurol. 19, 342 (1960).

GUY, E., LEFEBRE, J., LERIQUE, J., SCHERRER, J.: Les signes élektromyographique des dermatomyosites. Rev. neurol. 83, 278 (1950).

HADORN, W.: Alarmsignale bei Karzinomen der inneren Organe. Med. Kl. 57, 2165 (1962).

HALLER, O., BRUSIS, T., PFISTERER, H.: Die Myatrophia spinalis postpoliomyelitica chronica. Dtsch. Z. Nervenheilk. 195, 333—343 (1969).

HARDERS, H., DIECKMANN, H.: Heredopathia atactica polyneuritiformis. Klinik und Diagnostik des Refsum-Syndroms. Dtsch. med. Wschr. 89, 248 (1964).

HAUSMANOWA-PETRUSEWICZ, I.: Electromyographic findings in scleroderma. Abstracts Reunion intern. d'information electromyographique. Strasbourg 1960.

— ZIELINSKA, S.: Zur nosologischen Stellung des scapulo-peronealen Syndroms. Dtsch. Z. Nervenheilk. 183, 377 (1962).

— et al.: A propos atrophics musculaires juveniles heredo-familiales. Schweiz. Arch. Neurol. Neurochir. Psychiat. 90, 255 (1962).

— EMERYK, B., WASOWICZ, B., KOPEC, A.: Electromyography in neuro-muscular diagnostics. Electromyography 7, 203—225 (1967).

— ASKANAS, H., BADURSKA, G., a. o.: Infantile and juvenile spinal muscular atrophy. J. Neurol. Sci. 6, 269—287 (1968).

HENSON, R. A., RUSSEL, D. S., WILKINSON, M.: Carcionmatous neuropathy and myopathy. Brain 77, 82 (1954).

HEPP, P.: Berl. klin. Wschr. I 297, 322 (1887). Zit. nach H. SCHUERMANN u. O. HORNSTEIN.

HOFFMANN, H.: Local re-innervation in partially denervated muscle. A histological study. Aust. J. exp. Biol. med. Sci. 28, 383—397 (1950).

HOFFMANN, J.: Über chronische spinale Muskelatrophie im Kindesalter auf familiärer Basis. Dtsch. Z. Nervenheilk. 3, 427 (1893).

— Weiterer Beitrag zur Lehre von der hereditären progressiven spinalen Muskelatrophie im Kindesalter. Dtsch. Z. Nervenheilk. 10, 292 (1897).

— Dritter Beitrag zur Lehre von der hereditären spinalen Muskelatrophie im Kindesalter. Dtsch. Z. Nervenheilk. 18, 217 (1900).

— Über progressive hypertrophische Neuritis. Dtsch. Z. Nervenheilk. 44, 65 (1912).

HOPF, H. C., WEBER, J.: Über den Einfluß zusätzlicher Noxen auf Neuritis und Polymyositis bei latentem Diabetes mellitus. Verh. dtsch. Ges. inn. Med. 72, 1141—1151 (1966).

JANZEN, R.: Prozeß und Symptom in der Neurologie. Verh. dtsch. Ges. inn. Med. 61, 72 (1955).

— Neurale Symptome bei Skeletfehlbildungen der cervico-occipitalen Übergangsregion. Dtsch. med. Wschr. 83, 1077 (1958).

— Arzneimittelschäden und Nervensystem. Internist 3, 471 (1962).

— Nervensystem und Resorptionsstörungen (Malabsorption). Dtsch. med. Wschr. 89, 296 (1964).

— BALZEREIT, F.: Über unsere Erfahrungen bei Polyneuropathien. Internist 7, 146 (1966).

JANZEN, R.: Muskelschwund und Muskelschwäche. In: Zukunft der Neurologie. Hrsg.: H. G. BAMMER. Stuttgart: Thieme 1967, S. 2—12.
— Reaktionen des Nervensystems und Malignome. In: Krebsforschung und Krebsbekämpfung. Bd. VI. München-Berlin-Wien: Urban & Schwarzenberg 1967, S. 252.
— Elemente der Neurologie. Berlin-Heidelberg-New York: Springer 1969.
JASPER, H., BALLEM, G.: Unipolar electromyograms of normal and denervated human muscle. J. Neurophysiol. 12, 231 (1949).
JUNG, R.: Die Elektromyographie und Myographie. In: Handbuch inn. Med. V/1. Berlin-Göttingen-Heidelberg: Springer 1953, S. 1379.
KAESER, H. E.: Die klimakterische Myopathie. Schweiz. med. Wschr. 88, 849 (1958).
— WUTHRICH, R.: La myopathie cortisonique experimentale. Rev. neurol. 117, 163—164 (1967).
— WURMSER, P.: Zum Krankheitsbild der distalen Spätmyopathie (myopathia distalis tarda heriditaria Welander). Schweiz. med. Wschr. 97, 1208—1211 (1967).
— Die Elektromyographie als neurologische Hilfsmethode. Schweiz. Arch. Neurol. Neurochir. Psychiat. 101, 11—30 (1968).
— Polyneuropathien. Schweiz. med. Wschr. 99, 1478—1483 (1969).
KRABBE, H. H.: Congenital familial spinal muscular atrophics and their relations to amyotonia congenita. Brain 43, 166 (1920).
KUGELBERG, E.: "Injury activity" and "Trigger zones" in human nerves. Brain 69, 310 (1946).
— Electromyography in muscular dystrophics. J. Neurol. (Lond.) 12, 129 (1949).
— PETERSEN, J.: "Insertion potentials" in electromyography. J. Neurol. (Lond.) 12, 268 (1949).
— TAVERNER, D.: A comparsion between the voluntary and electrical activation of motor units in anterior horn cell diseases. Electroenceph. clin. Neurophysiol. 2, 125 (1950).
— Clinical electromyography. Progr. Neurol. Psychiat. (Chapter 14) 8, 264 (1953).
— WELANDER, L.: Heredofamilial juvenile muscular atrophy simulating muscular dystrophy. Arch. Neurol. Psychiat. (Chic.) 75, 500 (1956).
— — Familial neurogenic (spinal?) muscular atrophic simulating ordinary proximal dystrophy. Acta Psychiat. scand. 29, 42 (1954).
KUHN, E.: Progressive Muskelatrophie, Myotonie, Myasthenie (Symposium Erb). Berlin-Heidelberg-New York: Springer 1966.
— KOHN, R., DOROW, W., SCHÖNTHAL, H.: Polymyositis. Therapiewoche 18, 281 (1968).
KUNZE, K.: Die therapeutische Bedeutung der Differentialdiagnose zwischen Muskeldystrophie, Polymyositis und spinaler Atrophie, insbesondere im Kindesalter. Therapiewoche 19, 1268 (1969).
LICHT, S.: Electrodiagnosis and Electromyography. New Haven: E. Licht 1961.
LÜLLMANN, H.: Über die Ursache spontaner Fibrillationen denervierter Skeletmuskulatur. Klin. Wschr. 38, 1169—1171 (1960).
MAGEE, K. R.: Progressive bulbär-spinal muscular Atrophy. Neurology 10, 295 (1960).
— DEJONG, R. H.: Neurogenic muscular atrophy simulating muscular dystrophy. Arch. Neurol. Psychiat. (Chic.) 2, 667 (1960).
MARBURG, O.: Die chronisch-progressiven nuclearen Amyotrophien. In: Handbuch Neurologie, Bd. 16. Berlin: Springer 1936, S. 524.
MAYER, KL.: Klinik und Elektromyographie der Spontanaktivität des menschlichen Skeletmuskels. 107. Monographien aus dem Gesamtgebiet der Neurologie und Psychiatrie. Berlin-Heidelberg-New York: Springer 1965.
MERTENS, H. G., NOWAKOWSKI, H.: Die endokrinen Drüsen bei den Myotonien. Dtsch. Z. Nervenheilk. 172, 128 (1954).
— ESSLEN, E., PABST, W.: Die oculären Myopathien II. Die chronische oculäre Myositis. Nervenarzt 29, 120 (1958).
— Fortschritte in der Erforschung der Muskelkrankheiten. I. Mitteilung. Internist 2, 190 (1961).
— SEITZ, D.: Miopatias del climaterio y sus relationes con las afecciones pararrheumaticas. Folia clin. int. (Barcelona) 12, 4 (1962).
— — Schilddrüse und Muskelkrankheiten. Verh. dtsch. Ges. inn. Med. 70, 912 (1964).

MERTENS, H. G.: Die symptomatischen metabolischen Muskelkrankheiten ... Verh. dtsch. Ges. inn. Med. 71, 183 (1965).

MITTELBACH, F.: Die Begleitmyopathie bei neurogenen Atrophien. Berlin-Heidelberg-New York: Springer 1966.

MÜLLER, R.: Progressive motor neuron disease in adults. Acta psychiat. scand. 27, 137 (1952).

NONNE, M.: Über Poliomyelitis anterior chronica als Ursache einer chronischen progressiven atrophischen Lähmung beim Diabetes mellitus. Berl. klin. Wschr. 33, 267 (1896).

ODEFEY, P., MAGUN, R.: Zur Genese der amyotrophen Lateralsklerose und der progressiven Muskelatrophien. Münch. med. Wschr. 95, 904 (1953).

OPPENHEIM, H.: Über allgemeine und lokalisierte Atonie der Muskulatur (Myatonie) im frühen Kindesalter. Mschr. Psychiat.-neurol. 8, 232 (1900).

PETERSEN, I., KUGELBERG, E.: Duration and form of action potential in normal human muscle. J. Neurol. (Lond.) 12, 124 (1949).

PETTE, H.: Neurale Muskelatrophie. In: Handbuch Neurologie. Bd. 16. Berlin: Springer 1936, S. 497.

PINELLI, P., BUCHTHAL, F.: Duration, amplitude and shape of muscle action potentials in poliomyelitis. Electroenceph. clin. Neurophysiol. 3, 497 (1951).

— BUCHTHAL, F.: Muscle action potentials in myopathies with special regard to progressive muscular dystrophy. Neurology 3, 347 (1953).

PRADER, A., WILLI, H.: Das Syndrom von Imbizillität, Adipositas, Muskelhypotonie usw. Verh. 2. Int. Kongr. psych. Entw. Stör. Kindes-Alt. Wien 1961. 1, 353 (1963). Zit. nach LENZ.

PUFF, K.-H.: Verlaufsbeobachtung der Regeneration peripherer Nerven mittels Elektromyographie. Zbl. ges. Neurol. Psychiat. 161, 11 (1961).

— Die sog. diabetische Amyotrophie. Dtsch. med. Wschr. 87, 255 (1962). Germ. med. Mth. VII, 166 (1962).

— Zur Frühdiagnose retroperitonealer Prozesse über neurogene Symptome. Med. Welt (1963) 194.

— Erleichterung der Indikation zur operativen Behandlung peripherer Nervenverletzungen durch die Elektromyographie. Fortschr. Med. 81, 290 (1963).

— Die Routine und die Möglichkeiten der elektromyographischen Diagnostik. Kongreßbericht Nordwestdtsch. Ges. inn. Med. Lübeck: Hanseatisches Verlagskontor 1963.

— Elektromyographische Verlaufsbeobachtungen bei 80 Fällen von Dermato-Polymyositis. S. 187 Nachtragsband vom 8. Internat. Kongreß für Neurologie. Wien 5. bis 10. 9. 1965. Berichte Tom. S.

— ZSCHOCKE, ST.: Differentialdiagnose und Therapie der „Polymyositis". Internist 7, 170 (1966).

— Klinische Neurophysiologie — besonders Elektromyographie — der progressiven Muskeldystrophie. In: Progressive Muskeldystrophie, Myotonie, Myasthenie, Symposium. Hrsg.: E. KUHN. Berlin-Heidelberg-New York: Springer 1966, S. 50—56.

— Klinische Bedeutung und Indikationsstellung zur Elektromyographie. Aktuelle Diagnostik. Dtsch. med. Wschr. 93, 1367—1369 (1968).

RAVIN, A.: Observation on denervated muscle in relation to myotonia. Amer. J. Physiol. 131, 216 (1940).

REFSUM, S.: Heredopathia atactica polyneuritiformis. Acta psychiat. scand. Suppl. 38 (1946). Nord. med. 29, 617 (1946).

REICHEL, H.: Muskelphysiologie. Berlin-Göttingen-Heidelberg: Springer 1960.

RICKER, G., ELLENBECK, J.: Beiträge zur Kenntnis der Veränderungen des Muskels nach der Durchschneidung eines Nerven. Virchows Arch. path. Anat. 158, 199 (1899).

RODRIQUES, A. A., OESTER, Y. T.: Fundaments of Electromyography. Chap. XII. In: Electrodiagnosis and Electromyography. Ed.: S. LICHT. New Haven: E. Licht 1961.

ROSE, A. L.: WALTON, J. N.: Polymyositis: a studie of 89 cases with partienlar reforme to treatment and prognosis. Brain 89, 747 (1966).

ROSENFALCK, P.: BUCHTHAL, F.: Volume conduction and origin of fibrillation potentials of denervated human muscle. Acta. physiol. scand. 49 Suppl. 172, 132—133 (1960).

ROWLAND, L. P., SCHOTLAND, D. L.: Neoplasma and muscle disease. Chap. IX. In: The

Remote Effects of Cancer and the Nervons System. Eds.: W. R. BRAIN and F. H. NORRIS. New York-London: Grune & Stratton 1965.

ROWLAND, L. P.: Inherited diseases of muscle. New York-London: Grune & Stratton 1967.

SACCO, G., BUCHTHAL, F., ROSENFALCK, P.: Age dependence of the duration of motor unit potentials in different human muscle. 1961. (Unveröffentlicht.)

SCHWAB, R. S., STAFFORD-CLARK, D., PRICHARD, J. S.: The clinical significance of fasciculation in voluntary muscle. Brit. med. J. 1951/II, 209.

SEITZ, D.: Zur Klinik und Pathogenese der Polyneuritis diabetica. Dtsch. Z. Nervenheilk. 175, 15 (1956).

— Zur nosologischen Stellung des sog. scapulo-peronealen Syndroms. Dtsch. Z. Nervenheilk. 175, 547 (1957).

— Über eine ungewöhnliche, durch ausgedehnte Kontrakturen gekennzeichnete Muskelaffektion. Dtsch. Z. Nervenheilk. 178, 492 (1958).

— Die Bedeutung der Muskelbiopsie für die Diagnose und Therapie chronischer neuromuskulärer Prozesse. Korrelationen. Dtsch. Z. Nervenheilk. 187, 136 u. 166 (1965).

— Strukturelle Grundlagen des Elektromyogramms bei Myopathien. S.-B. dtsch. EEG-Ges. 1. T. Tag. Berlin, 1.—3. 5. 1970. Z. EEG-EMG 1, 112 (1970).

SERRA, C.: Electromyographic findings in some dermatologic diseases. Electromyography 5, 99—120 (1965).

SHERRINGTON, C. S.: Quantitative management of contraction in lowest level ecordination. Hughlings Jackson Lection. Brain 54, 1 (1931).

SHY, G. M., McEACHERN, D.: The clinical features and response to cortisone of menopausal muscular dystrophy. J. Neurol. (Lond.) 14, 101 (1951).

— MAGEE, K. R.: A new congenital non-progressive myopathy. Brain 79, 610 (1956).

— SILVERSTEIN, I.: A study of the effects upon the motor unit by remote malignancy. Brain 88, 515 (1965).

SJÖVALL, B.: Dystrophia musculorum progressiva. Acta psychiat. (Kbh.) Suppl. 10, 14 (1936).

SLAUCK, A.: Über Myatonia congenita und infantile progressive spinale Muskelatrophie. Dtsch. Z. Nervenheilk. 67, 1 (1921).

— Pathologische Anatomie der Myopathien. In: Handbuch Neurologie, Bd. 16. Berlin: Springer 1936, S. 412.

SPILLANE, J. D., LLOYD, G. H. T.: The diagnosis of lesions of the spinal cord in association with "osteoarthritic" disease of the cervical spine. Brain 75, 177 (1952).

STEINBRECHER, W.: Elektromyographie in Klinik und Praxis. Stuttgart: Thieme 1965.

STEINERT, H.: Myopathologische Beiträge I. Über das klinische und anatomische Bild des Muskelschwundes der Myotoniker. Dtsch. Z. Nervenheilk. 37, 58 (1909).

STRUPPLER, A.: Elektrodiagnostik. In: BODECHTEL, G.: Differentialdiagnose neurologischer Krankheitsbilder. S. 1063. Stuttgart: Thieme 1963.

— Myasthenisches Syndrom bei progressiver Muskeldystrophie. Nervenarzt 26, 398 (1955).

— Klinische Elektromyographie. In: Hdb. d. Kinderheilkunde Bd. 8, T. 1. Berlin-Heidelberg-New York: Springer 1969, S. 295—302.

STUTTE, H.: Angeborene Muskelatonie (Oppenheim) bei einem Erwachsenen. Z. ges. Neurol. Psychiat. 175, 699 (1942/43).

TAVERNER, D.: Clinical applications of electromyography. Chap. XIII. In: S. LICHT. Electrodiagnosis and electromyography. New Haven: E. Licht 1961.

TREUSCH, J. V.: Diabetic neuritis: A tentative working classification. Proc. Mayo Clin. 20, 393 (1945).

TROJABORG, W., BUCHTHAL, F.: Malignant and benign fasciculations. Acta neurol. scand. 41 Suppl. 13/1, 251—254 (1965).

UNVERRICHT, H.: Münch. med. Wschr. I, 488 (1887). Dtsch. med. Wschr. I, 41 (1891). Zit. nach H. SCHUERMANN u. O. HORNSTEIN.

VERGAAL, A., BLOMHER, G.: Neuropathien bei malignen Prozessen. Ned. T. Geneesk 111, 1041 (1967).

WAGNER, E. L.: Arch. Heilk. 4, 282 (1963). Arch. Gesch. Med. 28, 12 (1886). Schmidts Jb. 213, 224. Dtsch. Arch. klin. Med. 40, 241 (1887). Zit. nach H. SCHUERMANN u. O. HORNSTEIN.

WALTON, J. N.: Amyotonia congenita. Lancet 1956/I, 1023.

WALTON, J. N., ADAMS, R. D.: Polymyositis. Edinburgh u. London: Livingstone Ltd. 1958.
— Disorders of voluntary muscle. 2. Ed. London: Churchill 1969.
— Klassifikation der neuromuskulären Krankheiten. Nervenarzt 40, 232—237 (1969).
WELANDER, L.: Myopathia distalis tarda hereditaria. Acta med. scand. Suppl. 265, 141 (1951).
WERDNIG, G.: Zwei frühinfantile hereditäre Fälle von progressiver Muskelatrophie unter dem Bilde der Dystrophie, aber auf neurotischer Basis. Arch. Psychiat. Nervenkr. 21, 437 (1891).
— Die frühinfantile progressive spinale Amyotrophie. Arch. Psychiat. Nervenkr. 26, 706 (1894).
WIESENDANGER, M.: Über proximale neurogene Amyotrophien mit besonderer Berücksichtigung der Elektromyographie. Dtsch. Z. Nervenheilk. 181, 532 (1960).
WOHLFAHRT, G.: Zwei Fälle von Dystrophia musculorum progressiva mit fibrillären Zuckungen und atypischem Muskelbefund. Dtsch. Z. Nervenheilk. 153, 189 (1942).
— FEINSTEIN, B., FEX, J.: Über die Beziehungen zwischen elektromyographischen und anatomischen Befunden in normalen Muskeln und bei neuromuskulären Erkrankungen. Arch. Psychiat. Nervenkr. 191, 478 (1954).
WRAGE, I., MERTENS, H. H.: Zur pathologischen Anatomie und Pathophysiologie der endokrinen Organe bei dystrophischen Myotonien. Frankfurt. Z. Path. 66, 376 (1955).
ZSCHOCKE, ST.: Die Verkennung der proximal betonten spinalen Muskelatrophie (M. KUGELBERG-WELANDER) als Muskeldystrophie. Internist 7, 166—170 (1966).

Sachverzeichnis

Die halbfett gedruckten Seitenzahlen weisen auf die Wichtigkeit der betreffenden Textstellen hin.

Bildteil

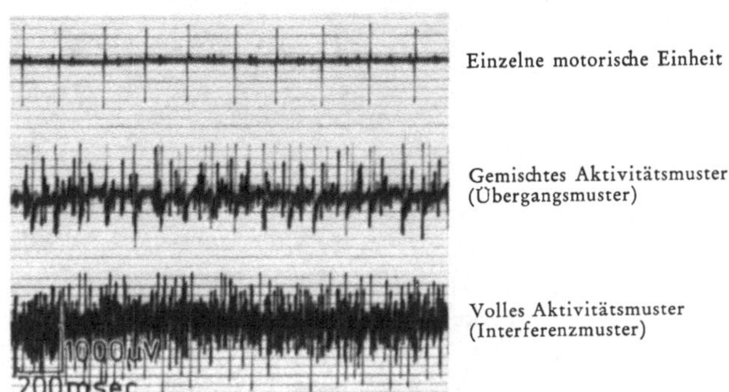

Abb. 1. Normales Elektromyogramm bei unterschiedlich starker Willkürinnervation

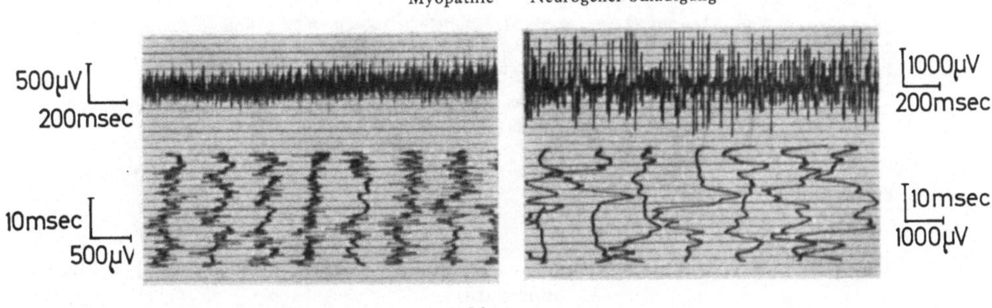

Abb. 2.

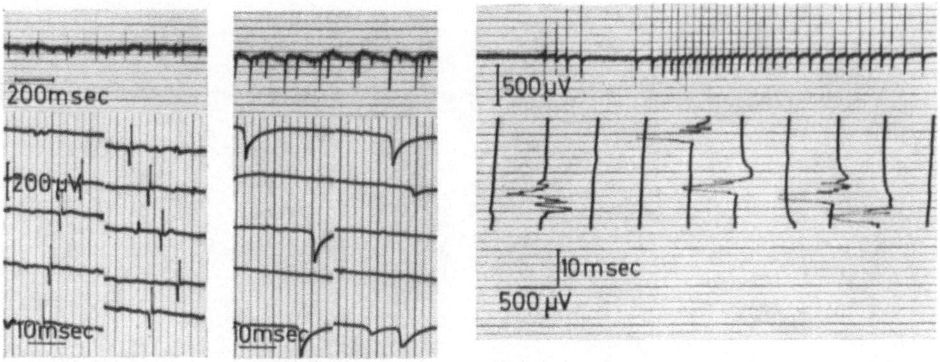

A
Fibrillationspotentiale

B
Positiv-monophasische
Potentiale

C
Fasciculationspotentiale

Abb. 3. Spontanaktivität

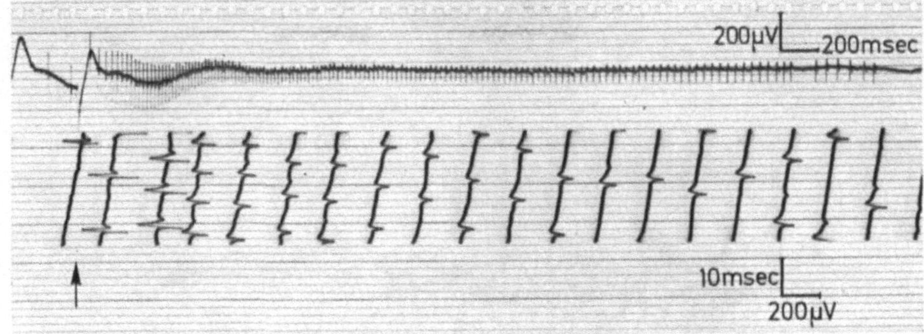

Abb. 4. Myotone Reaktion. Nadelableitung aus m. flexor digitorum superf. nach mehrmaliger
Perkussion des Muskels (↑)

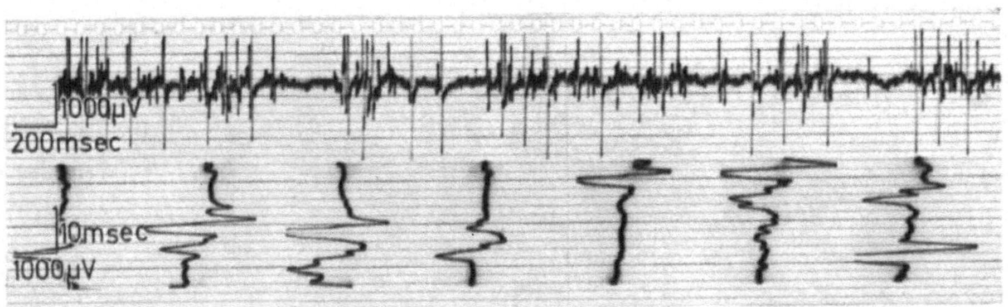

Abb. 5. Fall 3: Schröder, Edith. Ableitung aus m. fibularis longus, nicht maximale Willkürinnervation

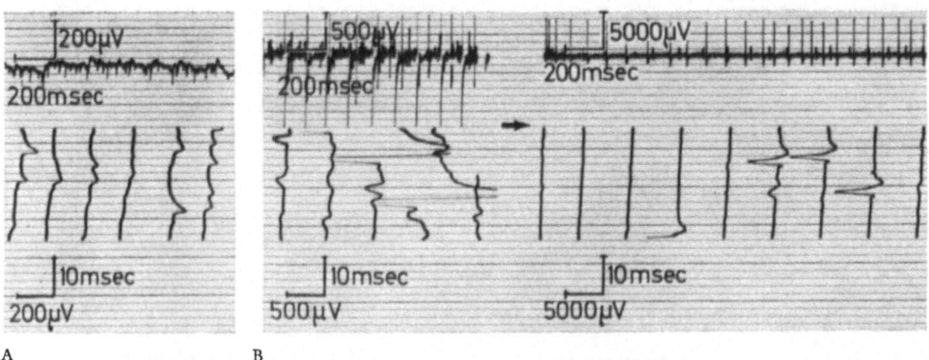

Abb. 6. Vorderhornschädigung bei WERDNIG-HOFFMANN-Syndrom. A. Abl. in Entspannung
(Spontanaktivität). B. Abl. bei Willkürinnervation (Rieseneinheiten)

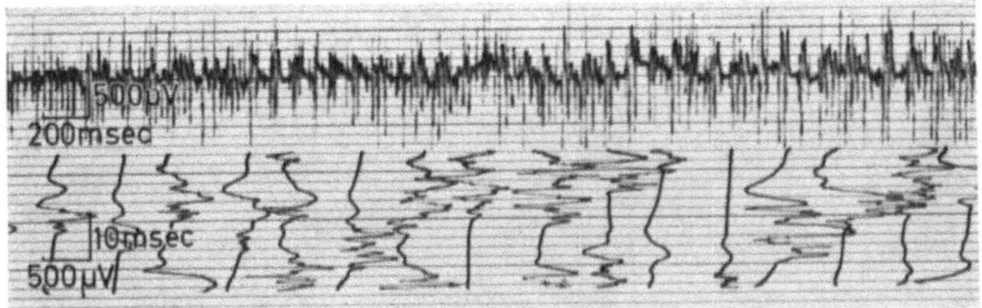

Abb. 7. Polyneuropathie. Ableitung bei maximaler Willkürinnervation

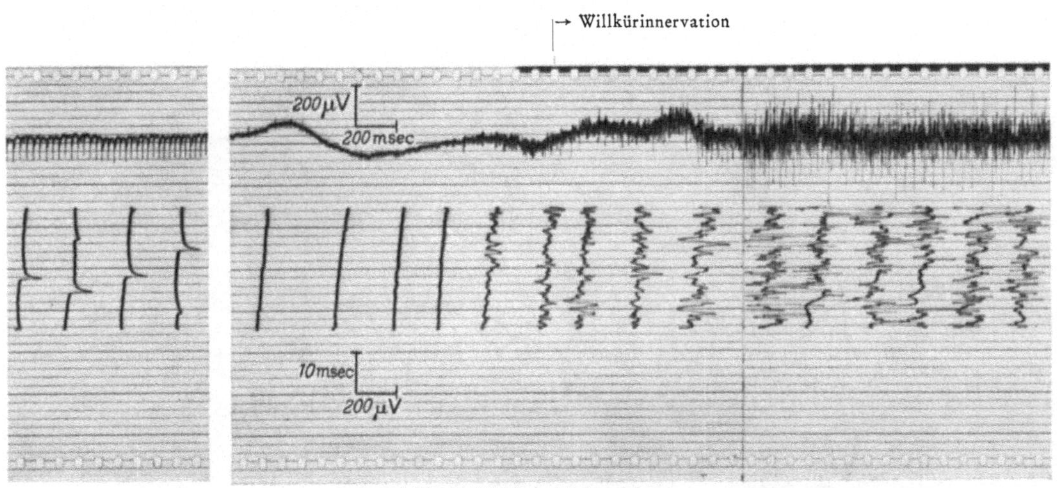

Abb. 8. EMG bei Myositis

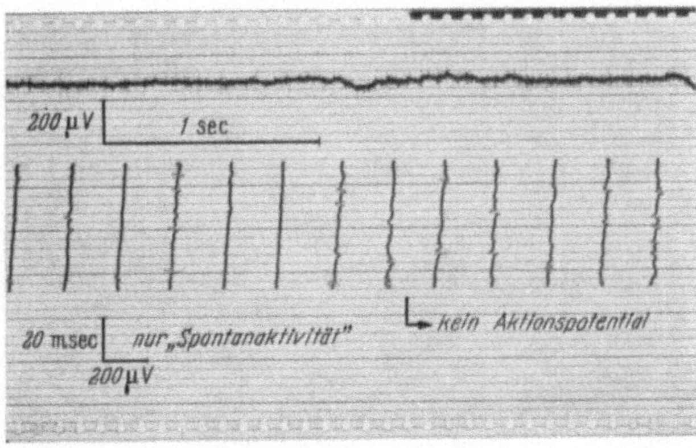

Abb. 9 a. Totales Denervationsstadium im 2. Monat p. op. und 4 Wochen nach
Stieldurchtrennung des Schwenklappens

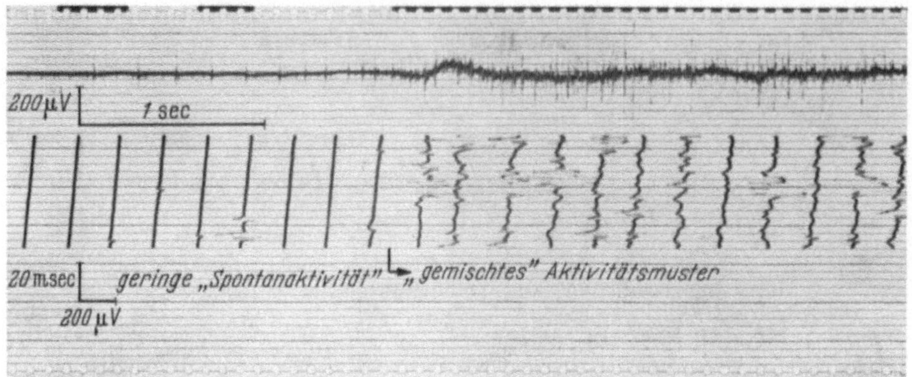

Abb. 9 b. Beginnende Reinnervation im 3. Monat p. op.

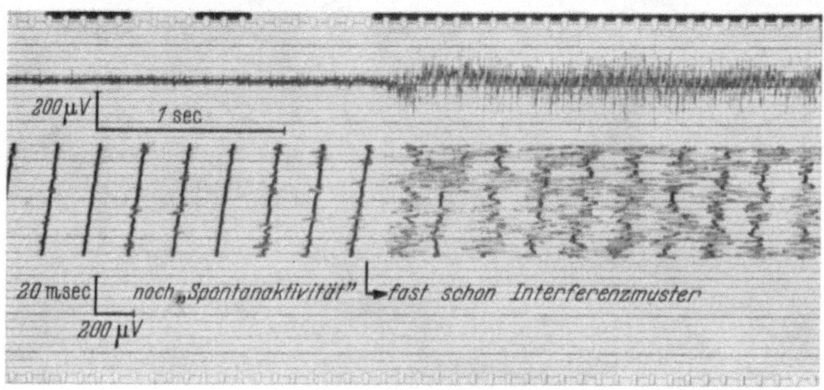

Abb. 9 c. Gute Reinnervation im 4. Monat

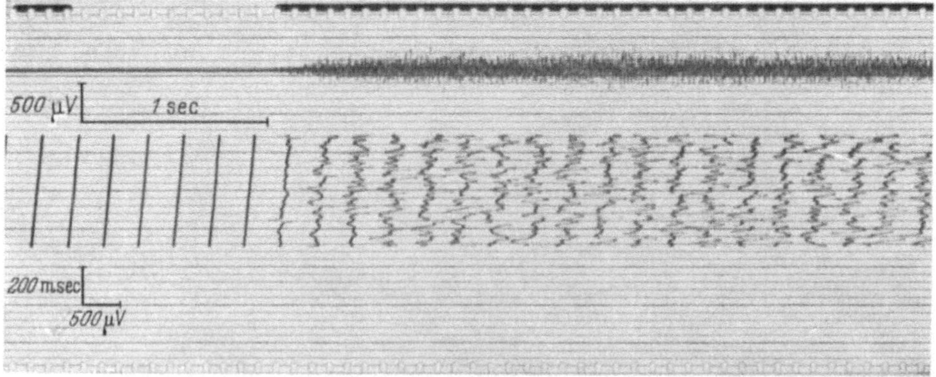

Abb. 9 d. Weitgehend abgeschlossene Reinnervation im 5. Monat, da keine Spontanaktivität
mehr und gutes Interferenzmuster

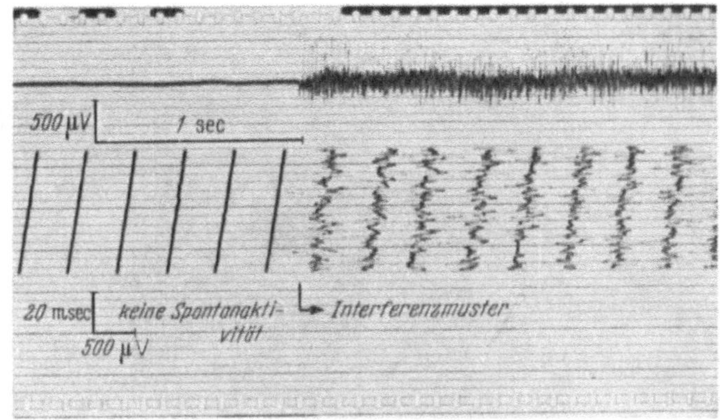

Abb. 9 e u. f. Gegenüberstellung der abgeschlossenen Reinnervation des Schwenklappens im 6. Monat p. op. (e = Oberlippe re.) mit dem Innervationsmuster im M. orbicularis oris in der operativ unberührten linken Unterlippe

Abb. 9. *Verlaufsbeobachtung von De- und Reinnervationsstadien* (hier am Beispiel eines Lippenschwenklappens im 2.—6. Monat postoperativ). Obere Reihe jeweils fortlaufende EMG-Registrierung, links in Entspannung, rechts unter Willkürinnervation (durchgehende obere Randmarkierung). Darunter jeweils ausschnittsweise Darstellung der Aktionspotentiale in Kipp-Registrierung, einer 10fachen Papiergeschwindigkeit entsprechend.
(Beachte: Amplitudenhöhe im Frühstadium, d. h. a—c, mit größerer Verstärkung registriert; primär schmale Aktionspotentiale der Gesichtsmuskulatur gegenüber Ableitungen aus Muskulatur in Gliedmaßen der Abb. 1—8; nur bedingter Vergleich des Aktivitätsmusters c—f durch niemals ganz identische Nadellage möglich!)

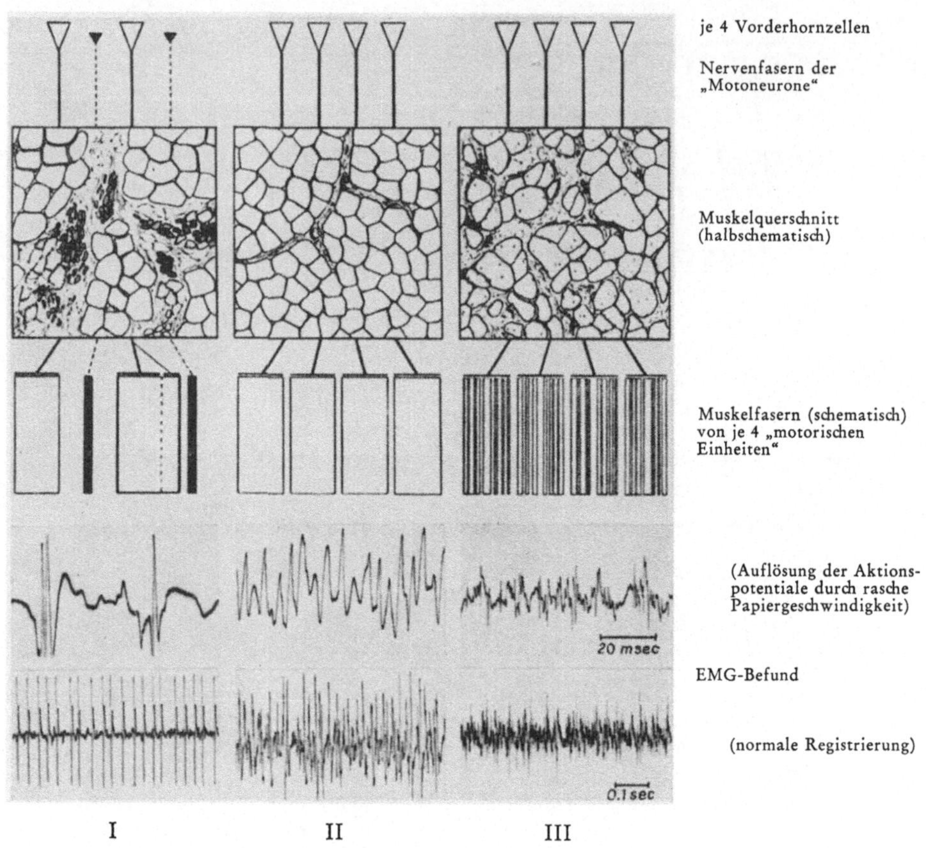

Abb. 10. Synopsis histologischer und emg Veränderungen bei neurogener (I) und myopathischer (III) Muskelschädigung.

I = Grundprinzip einer neurogenen Schädigung bei Ausfall von 2 der 4 Vorderhornzellen. 2 mot. E. sind untergegangen, histologisch kommt es zur sog. „felderförmigen Muskelatrophie"; die Einzelaktionspotentiale der erhaltenen mot. E. sind durch periphere Aussprossung verbreitert und polyphasisch deformiert; bei maximaler Innervation werden bei dem gelichteten Aktivitätsmuster die „Ausfälle mot. E." deutlich. (Zusätzlich Spontanaktivität in Entspannung zu registrieren infolge Übererregbarkeit der zerfallenden denervierten Muskelfasern.)

II = normale Innervationsverhältnisse (4 mot. E. mit Interferenzmuster).

III = Myopathie, also intaktes Motoneuron bis zur mot. Endplatte; dagegen diffuse Muskelfaserdegeneration mit Teilschädigung sämtlicher mot. E. Emg resultieren veschmälerte, in ihrer Amplitude erniedrigte Aktionspotentiale (bei gleicher Verstärkung). Durch frühzeitigen Einsatz aller völlig intakten Motoneurone resultiert — in Diskrepanz zur klinischen Parese — ein „ungewöhnlich dichtes Interferenzmuster" verschmälerter Aktionspotentiale (= myopathisches Aktivitätsmuster).

Quelle: Zschocke, St., K.-H. Puff: Ref. Nordw.dtsch. Internisten-Kongreß 28.—30. 1. 1965. Zschocke, St., R. Janzen, K.-H. Puff: Neuromuskuläres System. In: „Klinische Funktionsdiagnostik", S. 622. Begr. von H. Küchmeister. Hrsg. von H. Bartelheimer und A. Jores, Stuttgart: Thieme 1967

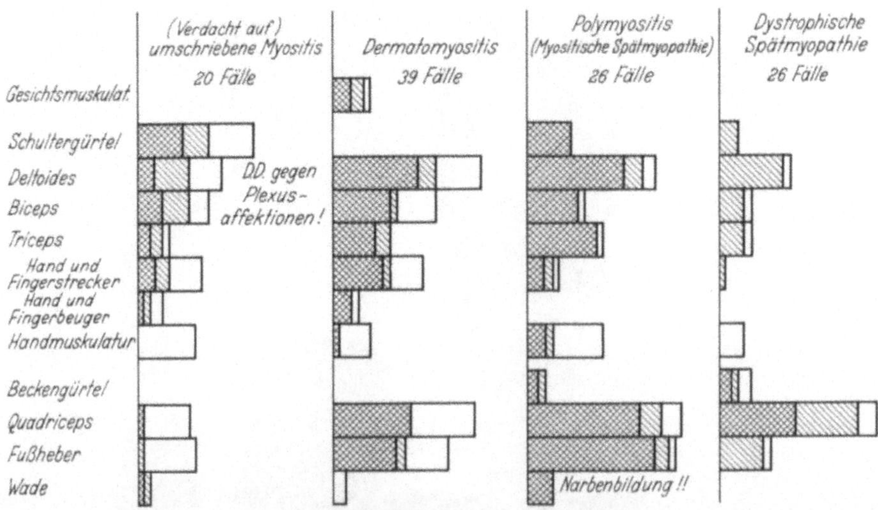

Abb. 11. Die graphische Darstellung der emg Einzelbefunde vermittelt schon über die Säulen-länge — unabhängig von den Anteilen aus sicher positiv, suspekt und negativ — einen Hinweis auf den Verteilungstyp der Syndrome, da die schmerzhafte Nadelableitung ja stets möglichst gezielt durchgeführt wird. ▨ jeweils *pathologische* EMG-Veränderungen. ▨ jeweils *suspekte* EMG-Veränderungen. ▢ *keine* EMG-Veränderungen

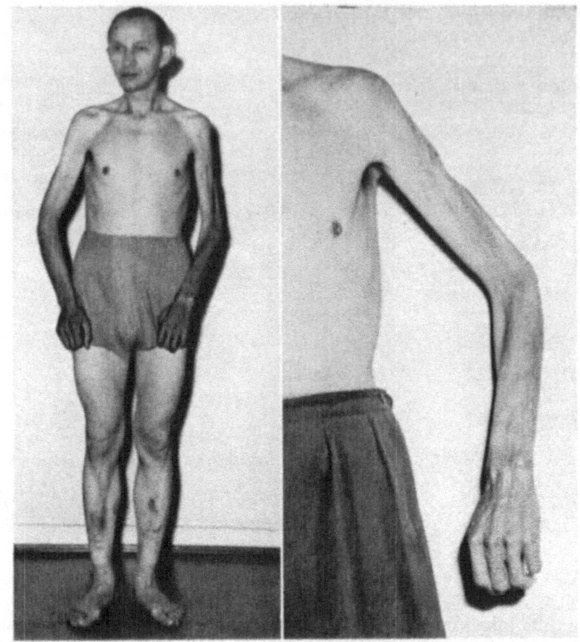

D., F. (8343/59)

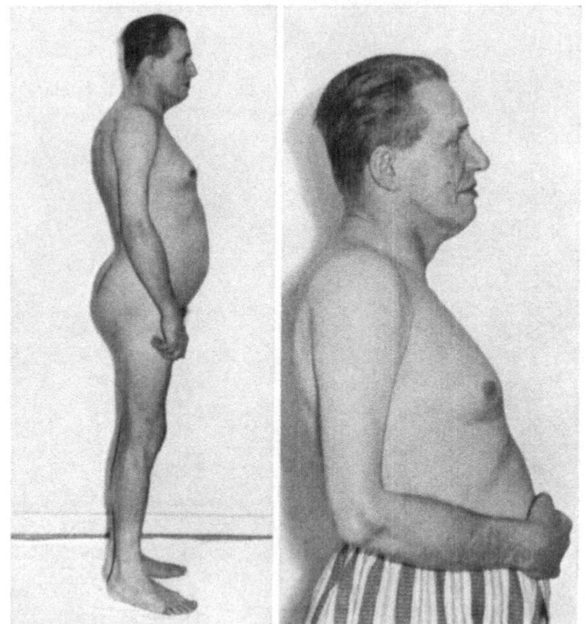

G., O. (034/61)

Abb. 12. Verdacht auf Zustand nach Dermatomyositis (-Schub)